闵行区科普基金资助项目
出院病人健康教育与中医调养丛书

内科出院病人中医调养

总 主 编　孙文善
本册主编　王余民　封燕婷
编写人员（按姓氏笔画为序）
　　　　　丁晟荣　王光宗　孙　青　吴　青
　　　　　沈　琳　冷蓓峥　张东蔚　陆伟珍
　　　　　陈文婷　陈苡靖　周　正　周　彦
　　　　　庞建荣　胡敏凤　查　英　骆丽红

復旦大學出版社

丛书编写顾问委员会

（以姓氏笔画为序）

王余民　王晓明　牛建英　向　明
许　澎　何家扬　何胜利　陈亚萍
查　英　洪　洋　揭志军　靳　峥
蔡元坤　潘勤聪

总 序

随着现代医学的不断发展,人民生活水平的逐步提高,以及老龄化社会的到来,我国疾病谱亦发生了明显的变化。现在,严重威胁人民生命和健康的慢性非传染性疾病(简称慢性病,如高血压、冠心病、脑卒中、恶性肿瘤、糖尿病)已成为全世界的突出问题。近年来,我国心脑血管疾病、恶性肿瘤等重大慢性病发病率快速增长,发病年龄明显提前,慢性病的死亡人数已占总死亡人数的70%以上,并呈持续上升趋势,约25%的城市居民患各种慢性病。慢性病已成为我国城乡居民死亡和生活质量下降的主要原因。健康教育的缺失,导致三率偏低(知晓率、治疗率、控制率),这是慢性病患病率上升的主要原因之一。

长期以来,卫生医疗部门一直将院前急救、在院治疗作为医院工作的重点,而普遍忽视了病人出院以后的康复随访或后期治疗。另外,由于目前我国医疗条件及医疗资源有限,医院治疗只是其中的一个重要阶段,为此医生一般会在病人住院期间教授各种功能锻炼方法和出院后注意事项。但有些病人并不注意医生的提醒,出院后造成一些不应出现的后遗症或疾病复发。出院后病人存在的主要问题包括:①缺乏用药指导及自身疾病的康复知识;②缺乏饮食起居方面的保健知识,仅从电视上获得零星的养生教育;

③容易受到各种媒体广告影响,盲目服用保健品或追求新的治疗方式;④缺少营养指导和心理疏导,病人存在一定的无助和孤独感。

健康教育是通过有计划、有组织、有系统的社会教育活动,使人们自觉地采纳有益于健康的行为和生活方式,消除或减轻影响健康的危险因素,预防疾病,促进健康,提高生活质量。健康教育的核心是教育人们树立健康意识、促使人们改变不健康的行为生活方式,养成良好的行为生活方式,以降低或消除影响健康的危险因素。通过健康教育,能帮助人们了解哪些行为是影响健康的,并能自觉地选择有益于健康的行为生活方式。因此,通过出院后的健康教育,不但可以解答病人出院后的有关疑问,对其正规服药、培养良好的生活方式、提高生活质量起到了一定的干预作用。

中医调养是指通过各种方法在疾病的康复过程中以中医方式增强体质,使病情尽快治愈,预防疾病复发,从而达到提高生活和生命质量的一种健康活动。中医调养有食养、药养、针灸、按摩、气功等丰富多样的技术和方法,这些方式具有简、便、验、廉、安的特点,能够更好地发挥整体调节、综合干预的优势,更适合脏腑功能减退、代谢功能较差、出院之后的广大人群。随着经济的高速发展,民众对生活质量和健康水平的要求也越来越高。临床实践表明,出院后病人对中医调养信息具有强烈的渴求,对身体健康、寿命延长充满渴望。在病人出院后康复过程中,医生和药物所起的作用较少,身体的恢复更多依赖于自我调节,也就是修复自愈力的过程。尽量依靠内力来治愈疾病,这是中医的根本宗旨,也是医疗的至高层次,传统的中医养生理论正好合乎世人的需求。

然而,在中医养生热潮下,由于缺乏相应的专业指导信息,很多错误的保健信息误导着出院之后的病人。众多非医学专业出版社出版的有些养生书籍,编辑缺乏相关专业知识背景,导致养生图书市场良莠不齐,甚至出现相互矛盾的宣传。因此,专业医务人员注重专业书籍的撰写,对健康养生科普,特别是中医养生科普的忽视,也是当前养生市场混杂的因素。病人出院后缺乏相关的健康教育和养生书籍,往往易受非专业书籍和媒体的影响,盲目进补和排毒,导致错误的身体调养,甚至疾病加重。

本丛书主要针对出院病人这一特殊群体和阶段,给出了在该阶段需要的健康教育和中医调养指导,实现了医院健康教育的延续;丛书根据调查需求,按照病种进行健康教育和中医调养指导,方便病人和家属查阅和使用,更具有实用性;丛书内容将现代健康教育和中医调养相结合,既具有科学性和先进性,又具有丰富的传统文化内涵,符合大众养生保健的实际需求。

本丛书首先通过对各科室医务人员和病人、家属等进行调查,了解出院后病人的需求和经常遇到的问题,总结影响疾病出院后康复和复发的各类因素,联合疾病相关医学专家、中医学专家、护理专业人员共同撰稿,形成一系列的科普书籍出版,向病人及亲属系统介绍出院后各类疾病的健康用药指导和中医调养知识。通过健康教育与中医养生的有机结合,使出院后的病人与家属按图索骥,及时获得疾病相关的健康教育和中医调养知识,减少盲目就医和保健品滥用。本丛书的出版,希望有助于病人疾病的护理和康复,提高病人生活和生命质量,而且对提高大众对健康教育和中医学的认知,减少疾病的发生也具有重要意义。

在本丛书编写过程中,得到复旦大学附属上海市第五人民医院各级领导以及各位专家的大力支持,在此一并致谢。由于本丛书涉及科室和人员较多,编撰过程中在内容和编排方面有不当之处,敬请读者批评指正,以便再版时修订。

孙文善
复旦大学附属上海市第五人民医院
2016 年 12 月

目录

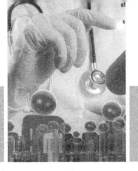

第一篇　神经内科疾病

第一章　脑梗死 …………………………………… 2

第二章　原发性脑出血 …………………………… 12

第三章　阿尔茨海默病 …………………………… 19

第四章　帕金森病 ………………………………… 26

第二篇　呼吸科疾病

第一章　支气管哮喘 ……………………………… 36

第二章　慢性阻塞性肺疾病 ……………………… 47

第三章　肺结核 …………………………………… 59

第四章　社区获得性肺炎 ………………………… 69

第三篇 心血管疾病

第一章　冠状动脉性心脏病 ………………………… 80
第二章　心律失常 …………………………………… 87
第三章　高血压 ……………………………………… 95
第四章　心力衰竭 …………………………………… 103

第四篇 消化科疾病

第一章　慢性胃炎 …………………………………… 114
第二章　胃溃疡 ……………………………………… 125
第三章　上消化道出血 ……………………………… 138
第四章　急性胰腺炎 ………………………………… 143

第五篇 内分泌科疾病

第一章　甲状腺功能亢进症 ………………………… 150
第二章　糖尿病 ……………………………………… 160
第三章　痛风 ………………………………………… 167

第六篇 肾内科疾病

第一章　慢性肾小球肾炎 …………………………… 180
第二章　肾病综合征 ………………………………… 189
第三章　慢性肾衰竭 ………………………………… 200

第七篇　风湿与免疫疾病

第一章	类风湿关节炎	212
第二章	强直性脊柱炎	223
第三章	系统性红斑狼疮	237

>>> 第一篇

神经内科疾病

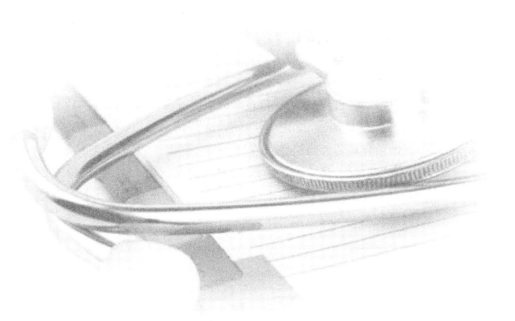

第一章 脑梗死

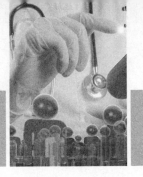

脑梗死又称缺血性脑卒中,中医称之为卒中或中风。这是由于脑组织局部供血动脉血流的突然减少或停止,造成该血管供血区的脑组织缺血、缺氧而导致脑组织的坏死、软化,并伴有相应部位的临床症状和体征,如偏瘫、失语等神经功能缺失的症候。这里包括脑血栓形成、腔隙性梗死和脑栓塞。有动脉粥样硬化、高血压、风心病、冠心病、糖尿病,以及吸烟、饮酒等不良嗜好的病人好发,多见于中老年人群。

脑梗死病人出院后需保持良好的生活习惯,控制脂肪食物,予以清淡饮食,戒烟酒,禁止暴饮暴食;保持情绪稳定,避免过度劳累;及时治疗短暂性脑缺血发作、糖尿病、高血压病、高脂血症、心脏病等基础疾病,消除栓子来源;根据自身情况进行适当、适量的体育锻炼;注意定期复查血压、血糖、血脂,坚持在医生指导下正确服药。

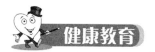

一、饮食指导

1. 脑梗死病人的饮食原则是什么?

病人饮食要有节制,不宜过饱,做到"三低二高"原则,即低盐、低胆固醇、低热量、高蛋白质、高维生素。

选用低盐、低胆固醇饮食,每天摄入的脂肪类食物不超过 40 g,胆固醇含量不超过 55 g,如肥肉、动物内脏、天然黄油等均含有较高的动物脂肪和胆固醇,应尽量避免食用;食盐每天 1.5～2.0 g,限制含钠药物及食物,如调味品、味精、啤酒、汽水等。适当摄入碳水化合物,少吃含糖量高的食物及水果,如西瓜、柿子等。多吃富含蛋白质及维生素的食物,如大豆类、牛奶、瘦肉、鱼虾等食物,每天需摄入 80～100 g;多吃富含维生素的新鲜蔬菜、水果,如菠菜、芹菜、苹果、桃等。另外,还应少吃刺激性食物,如辣椒、浓茶、浓咖啡、冷饮、酒类等。

2. 脑梗死病人应该多吃杂粮吗?

各种杂粮,如绿豆、小米、玉米、豆类。其中大豆及豆制品含有丰富的不饱和脂肪酸、维生素 E 和卵磷脂,可降低血中的总胆固醇、低密度脂蛋白及甘油三酯水平,而不影响高密度脂蛋白胆固醇水平,还具有减轻和预防动脉硬化的作用。

3. 为什么提倡多吃含碘丰富的食物,如海带、紫菜、虾米等?

如果没有禁忌,应多吃含碘的食物,如紫菜、海带、虾米。碘可减少胆固醇在动脉壁沉积,防止动脉硬化发生。特别是海带,海带内含有大量的不饱和脂肪酸,能清除附着在人体血管壁上过多的胆固醇;海带中的食物纤维褐藻酸,能调理肠胃,促进胆固醇的排泄,控制胆固醇的吸收;海带中钙的含量极为丰富,钙可降低人体对胆固醇的吸收,降低血压。这3种物质协同作用,对预防高血压、高脂血症和动脉硬化很有益处。

4. 脑梗死病人吃什么水果好?

(1) 木瓜:含17种以上氨基酸及多种营养元素,能软化血管。

(2) 草莓:富含维生素和果胶物质,防治动脉粥样硬化。

(3) 猕猴桃:含17种以上氨基酸及果胶、鞣酸、柠檬酸、黄酮类物质,含多种微量元素、维生素,硒含量尤其丰富。

(4) 西瓜:西瓜汁富含维生素A、维生素B、维生素C和蛋白质、葡萄糖、果糖、蔗糖酶、谷氨酸、瓜氨酸、精氨酸、苹果酸、番茄色素、磷酸及钙、铁、粗纤维等。

(5) 柑橘:含抗氧化成分高,可预防血栓形成。

(6) 石榴:可软化血管。

(7) 苹果:含有极为丰富的果胶,能降低血液中胆固醇的浓度,还具有防止脂肪聚集的作用。

二、运动指导

1. 脑梗死恢复期病人如何进行康复?

病后1~3周进入恢复期,1~3个月内恢复最快,是康复治疗和各种功能恢复最重要时期。此时病人可进行一系列的康复训练。

(1) 坐位平衡训练:先屈膝依靠背架支持坐在床上,渐去除支架,把双腿放在床边,也可在床侧或床头设上围栏杆、把手或捆上绳索,以助坐起。坐位平衡训练增强躯干肌(同时收缩)肌力和坐位平衡力等。一般需2~3周,包括坐前准备、坐起动作。

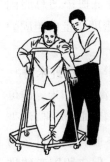

图1-1-1 站位平衡训练

(2) 站位平衡训练(图1-1-1):要有人

扶持,或在特制的双杆中训练,可能的话用手杖协助。站立时两足分开约 3 cm,先以健肢持重,缓慢试着用患肢,逐渐有两足交替,直至站稳,也可扶着凳子或其他工具,渐渐移步行走。

(3) 步行训练:患侧肌力已达到 4 级时,可进行步行训练。初由他人扶持,渐渐过渡到独自行走,同时注意纠正行走时的问题,如偏瘫病人画圈步态。训练时主动作屈膝动作和踝关节背伸动作,选择较轻而坚韧的拐杖,长短适宜,一般是腋下 3~5 cm 至脚底的长度,或病人身高减去 40 cm;也可选用双拐,因人而异,合适为度。

(4) 上下楼梯:上楼时先用健足跨上,然后再提起患足与健足在同一台阶,下楼梯则相反。如用拐杖,可先将拐杖支在上级台阶,再跨健足,最后再跨患足;下楼动作与之相反。有时下楼有居高不安感,可试行面向后方下楼法。

(5) 使用轮椅训练:最初由人扶持及协助,协助人员站在轮椅后面,用两手握住轮椅扶手或背,再用足踏住下面的横轴以固定轮椅,轮椅放在病人健侧,上下时要挂上手闸;上去后训练椅上活动,前后动和左右旋转。

2. 脑梗死病人日常生活锻炼有什么意义?

日常生活锻炼主要通过日常生活的活动,使瘫痪肢体残存的功能恢复到最佳程度,力争达到能生活自理。日常生活锻炼应从能坐开始练习,如穿衣、进食、洗脸、刷牙、漱口、上厕所等;再以后就应开始各种家务劳动的锻炼,如洗碗、扫地、擦桌面、铺床、叠被、浇水、做饭等;还可进行锻炼手指细致活动的工作,如打结、解结、打字、糊纸盒、弹琴、编织、打算盘等。这些锻炼不仅可以增强肌力,而且可以协调和统一各种感觉器官的功能,并使病人注意力集中,提高智能、减少血管性痴呆的发生和发展。

3. 脑梗死后遗症期病人可进行哪些体育锻炼?

应进行适当适量的体育锻炼及体力活动,不宜做剧烈运动,跑步、登山均不可取,可散步、做柔软体操、打太极拳等有氧运动。根据个人的身体情况选择,以不过度疲劳为度。

三、用药指导

1. 脑梗死病人的一般治疗是什么?

脑梗死病人一般应遵循一体化的原则,以最大限度地提高治疗效果和改善预后。一般治疗主要为对症治疗,包括维持生命体征和处理并发症,如控制血压、血糖,吸氧和通气支持,治疗脑水肿,防治感染、上消化道出血、发热、深静脉血栓、心脏损伤、癫痫,纠正水、电解质平衡紊乱等。

2. 如何控制脑梗死病人的血压?

缺血性卒中急性期血压升高通常不需要特殊处理(高血压脑病、蛛网膜下隙出血、主动脉夹层分离、心力衰竭和肾衰竭除外),除非收缩压>220 mmHg 或舒张压>120 mmHg 及平均动脉压>130 mmHg。即使有降压治疗指证,也需慎重降压,首选静滴和对脑血管影响小的药物(如拉贝洛尔),避免舌下含服钙离子拮抗剂(如硝苯地平)。如果出现持续性的低血压,需首选补充血容量和增加心输出量,如上述措施无效,必要时可应用升压药。

3. 如何控制脑梗死病人的血糖?

脑卒中急性期高血糖较常见,可以是原有糖尿病的表现或应激反应。应常规检查血糖,当超过 11.1 mmol/L 时应立即予以胰岛素治疗,将血糖控制在 8.3 mmol/L 以下。开始使用胰岛素时应 1~2 小时监测血糖一次。若发生低血糖(心悸、乏力、出汗等)可口服葡萄糖或静脉注射。

4. 脑梗死病人如何使用调脂药物?

高血脂一方面使得血液黏稠,血流缓慢,供应脑的血液量减少;另一方面损伤血管内皮,沉积在血管壁形成粥样硬化斑块,直接导致心脑血管疾病的发生和发展,故而需要配合调脂治疗,建议使用他汀类药物。阿托伐他汀钙片,口服,10～20 mg,每天1次,晚餐时服用。或普伐他汀钠片,口服,10～20 mg,每天1次,临睡前服用。或瑞舒伐他汀钙片,口服,起始剂量为 5 mg,每天1次,每天最大剂量为 20 mg。

四、护理指导

1. 脑梗死病人如何加强皮肤护理?

脑梗死病人常有轻重不等的肢体瘫痪而长期卧床,加强皮肤护理尤为重要。病人应取平卧位头偏向一侧或侧卧位。有意识障碍、烦躁不安者应加床档,必要时可用约束带加以保护。每2小时定时翻身一次,并对受压部位做轻度按摩,涂抹爽身粉。床褥要保持平整、干燥、无渣屑。搬动病人时,应将病人抬离床面,不可拖拉,以免擦破皮肤。

2. 脑梗死病人如何加强排便护理?

脑梗死病人的大便习惯非常重要,如病人用力摒大便,很容易再次出现脑卒中,因此要保证病人摄取充足的水分和均衡的饮食,养成定时排便的习惯。便秘者可按摩下腹部,促进肠蠕动,预防肠胀气,保持大便通畅,可适当给予缓泻剂,避免排便时过度用力而加重心、脑负担。

3. 脑梗死病人在家的安全防护有哪些?

运动障碍的病人要防止跌倒,确保安全。床铺要有保护性床栏;呼叫器和经常使用的物品放置于病人伸手可及处;建立舒适安全的环境,注意病人安全,室内采光柔和,无危险物品,行走训练注意防跌倒造成骨折,走廊、厕所要有扶手,以方便病人起坐、扶行;地面要保持平整干燥、防湿、防滑,去除门槛;给病人穿轻便、防滑、合脚的软底鞋。在病人进行日常生活料理时,给予充足的时间,切忌催促,不让病人擅自离开安全环境,以防不测。上肢肌力下降的病人不要自行打开水或用热水瓶倒水,防止烫伤;行走不稳或步态不稳者,选用三角手杖等合适的辅助工具,并有人陪伴,防止受伤。

4. 有吞咽困难的脑梗死病人进食时需注意些什么?

进食前应注意休息,因为疲劳有可能增加误吸的危险,注意保持进餐环境的安静舒适,减少就餐环境中能分散注意力的干扰因素,如关闭电视,停止护理活动等。床旁备吸引装置,如果病人呛咳、误吸或呕吐,应立即让病人取头侧位,及时清理口、鼻分泌物和呕吐物,保持呼吸道通畅,预防窒息和吸入性肺炎。必要时留置胃管。

5. 如何护理言语障碍的脑梗死病人?

首先,在与言语障碍的病人交流时应耐心解释其不能说话或吐词不清的原因,关心体贴、尊重病人,避免挫伤其自尊心的言行,鼓励克服羞怯心理,让其大声说话,当病人进行尝试或获得成功时应及时给予肯定和表扬。其次,鼓励病人采取任何方式向医护人员或家属表达自己的需要,可借助卡片、笔、图片、表情或手势等提供简单而有效的双向沟通方式。鼓励病人来院进行专业的语言康复训练。

6. 如何预防脑梗死病人复发?

脑梗死病人如发生二次卒中,那是很危险的,必须遵医嘱正确服用降压、降糖和降脂药物;定期门诊复查,注意观察血压、血糖、血脂;同时重视改变不良生活习惯,适当运动(如慢跑、散步等,每天30分钟以上),合理休息和娱乐,多参加朋友聚会和一些有益的社会活动,日常生活不要处处依赖家人,尽量做力所能及的家务等;起床、起坐或低头系鞋带等体位变换时动作宜缓慢,转头不宜过猛、过急,洗澡时间不宜过长,平日外出时有人陪伴,防止跌倒;遇气候突变及季节变化时,及时保暖,防止感冒。

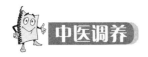

中医调养

1. 中医是如何对脑梗死病人进行分类的?

中医根据辨证施治法则将脑梗死急性期病人大致分为中经络(神志清楚)和中脏腑(意识障碍)两大类:其中,中经络又分为风痰阻络、痰热腑实、肝阳暴亢3种类型;中脏腑分为风火闭窍、痰火闭窍、痰湿蒙窍、元气败脱4种类型。恢复期病人为阴虚风动;后遗症分为半身不遂和言语不利2种。

2. 脑梗死病人服用常用中成药要注意什么?

(1) 中风回春片:口服,每次4～6片,每天3次。活血化瘀,舒筋通络。用于痰瘀阻络所致的中风,症见半身不遂、肢体麻木、言语謇涩、口舌歪斜。急性期若合并脑出血者忌用。

(2) 大活络丸:温黄酒或温开水送服。一次1丸,每天1～2次。祛风止痛、除湿豁痰、舒筋活络。用于卒中引起的肢体疼痛、手足麻木、筋脉拘挛、口眼歪斜、半身不遂、言语不清。服用前应除去蜡皮、塑料球壳及玻璃纸;本品可嚼服,也可分份吞服。

(3) 华佗再造丸:口服,一次4～8 g,每天2～3次;重症一次8～16 g,或遵医嘱。活血化瘀,化痰通络,行气止痛。用于痰瘀阻络之脑梗死恢复期和后遗症,症见半身不遂、拘挛麻木、口眼歪斜、言语不清。

(4) 脑心通胶囊:口服,一次2～4粒,每天3次。益气活血、化瘀通络。用于气虚血滞、脉络瘀阻所致脑梗死中经络,半身不遂、肢体麻木、口眼歪斜、舌强语謇。胃病病人饭后服用。

3. 脑梗死病人可以按摩哪些穴位保健?

(1) 曲池穴:位于肘横纹外侧端,屈肘,当尺泽穴与肱骨外上髁连线中点,进行按揉刺激。按摩2～5分钟,以微微出汗,出现热胀感为宜。

(2) 太渊穴：在腕掌侧横纹桡侧，桡动脉搏动处。进行按揉刺激，按摩时间以 1 分钟为宜，按摩力度以感到酸麻为度。

(3) 尺泽穴：先将一侧的大拇指置于另一侧的尺泽穴（位于人体肘横纹中，肱二头肌腱桡侧凹陷处，微屈肘取穴）上，其余 4 指环抱肘后，按揉 1 分钟，然后换另一侧继续按揉，以出现酸胀感为宜。

(4) 环跳穴：用拇指指腹对腿部的环跳穴（在股外侧部，侧卧屈股，当股骨大转子最凸点与骶骨裂孔的连线的外 1/3 与中 1/3 交点处）进行按压刺激，按摩约 2 分钟。

4. 脑梗死病人出现便秘可以按摩哪些穴位？

脑梗死病人长期卧床，容易发生便秘。可取足三里穴（在小腿前外侧，当犊鼻下 3 寸，距胫骨前缘一横指）、三阴交穴（在内踝尖直上 3 寸，胫骨后缘）、支沟穴（在前臂背侧，当阳池穴与肘尖的连线上，腕背横纹上 3 寸）、合谷穴（在第一、二掌骨之间，当第二掌骨桡侧之中点处）、天枢穴（脐中旁开 2 寸），用拇指或食指指腹，对穴位采用指压法或按揉法进行按摩，每穴 1～2 分钟，以病人产生酸胀感为宜。

5. 脑梗死病人有哪些食疗配方？

(1) 地龙桃花饼

原料：干地龙 30 g，红花、赤芍、桃仁各 20 g，当归 50 g，黄芪 100 g，川芎 10 g，玉米粉 400 g，面粉 100 g，白糖适量。

制法：将干地龙以酒浸去腥味，烘干研粉；红花、赤芍、当归、黄芪、川芎水煎 2 次，取汁备用。再将玉米粉、面粉、地龙粉、白糖混匀，用药汁调，制饼 20 个；桃仁去皮去尖，打碎，略炒，匀放于饼上，入笼蒸熟（或烘箱烤熟）。当主食食用。功效：益气活血，化瘀通络。适用于脑梗死后遗症病人见气虚血瘀、脉络瘀阻而偏枯不用、肢体痿软无力、舌质紫暗，或有瘀斑、脉细而涩等症。

(2) 天麻川芎乌鸡汤

原料：乌鸡 1 只，天麻 15 g，川芎 15 g，水发冬菇 50 g，调料适量。

制法：天麻用温水泡 24 小时，泡软后切成片备用。乌鸡洗净切成大块，汆水。取砂锅，加入适量冷水，放入姜片、天麻片、川芎、乌鸡一起大火烧开 10 分钟，转小火炖一个半小时；加入冬菇再炖 20 分钟，加入调料起锅。佐餐食。

功效：平肝息风，养血安神。适用于肝阳上亢之眩晕头痛，脑梗死瘫痪，肢体麻木、酸痛等症。

(3) 黄芪四物排骨汤

原料：排骨 500 g、黄芪 30 g、当归 15 g、熟地 15 g、川芎 15 g、白芍 15 g。姜片、盐、味精适量。

制法：排骨洗净后斩块焯水；将黄芪、当归、熟地、川芎、白芍洗净，与排骨、姜片一起放入砂锅中，加入适量清水煲 2 小时。加入适量盐味精调味即可。

功效：有益气活血的功效，适用于气虚血瘀型的脑梗死病人。

第二章
原发性脑出血

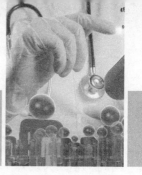

　　脑出血俗称脑溢血，是指原发性非外伤性脑实质内出血，占全部脑卒中的 20%～30%，多数发生在半球，少数在脑干和小脑。这是死亡率最高的疾病之一。高血压是脑出血最常见的原因。高血压伴发脑内小动脉病变，血压骤升引起动脉破裂出血所致。脑出血病人往往由于情绪激动、费劲用力时突然发病。早期死亡率很高，约有半数病人于发病数日内死亡，幸存者中多数留有不同程度的运动障碍、认知障碍、言语吞咽障碍等后遗症。出院后，亲属要对病人以理解、支持、关怀，正确面对疾病并做好护理工作。

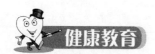

一、饮食指导

1. 原发性脑出血的饮食原则是什么？

　　脑出血病人的饮食应该多吃一些具有软化血管功效的食物，以便于预防脑出血后遗症的发生。主要有以下 6 点。

（1）限制总热量，控制体重在标准或接近标准体重范围。定时定量，少量多餐。三餐的热量分配最好为：早餐 25%～30%，午餐 35%～40%，晚餐 25%～30%，两餐之间可以加餐。

（2）每天蛋白质应占总热量的 12%～15%，食用优质蛋白（乳类、蛋类、瘦肉、鸡、鱼、大豆等）。

（3）食盐的每天摄入量<2 g，少食含盐多的食品，如咸菜、酱菜、酱油、腌制品、海产品等。

（4）多吃富含膳食纤维的食物（粗粮、蔬菜、水果），少吃蔗糖、蜂蜜、水果糖、糕点等。

（5）应适当补充维生素 C、烟酸（维生素 PP）、维生素 B_6 及维生素 E；还应注意钾、镁和微量元素铬、硒、锰、碘等的摄入。

（6）减少饱和脂肪酸和胆固醇摄入量（胆固醇每天限制在 300 mg 以下），尽量少吃或不吃含饱和脂肪酸高的肥肉、动物油及动物内脏。一般肉类每天 75 g，可食瘦肉、牛羊肉、去皮禽肉、鱼。每天要吃一定量的豆制品，如豆腐、豆干，这对降低血液胆固醇及血液黏滞度有利。食用油每天 20～25 g，可食用色拉油、花生油、豆油、玉米油等，避免动物油、黄油等。

2. 脑出血急性期病人的饮食需注意些什么？

脑出血急性期病人避免辛辣食物，需要戒烟并保持大便通畅。对于尚能进食者，喂饭、喂水时不易过急，遇呕吐或返呛时应暂停，防止食物呛入气管，引起窒息或吸入性肺炎。如病人处于昏迷不能进食状态，需鼻饲流质，如牛奶、豆浆、藕粉，每天 4～5 次，每次 200～300 ml，保证总热量。

二、运动指导

1. 脑出血急性期病人如何进行肢体功能锻炼？

脑出血急性期病人常需卧床，因此不能进行大幅度的康复训练。家属可以给病人进行简单的肩关节屈、伸、外展旋内、旋外,以病人能耐受为宜。昏迷病人最大可达功能位,用力适宜,幅度不宜过大,2~3分钟为宜,防止关节脱位。肘关节屈伸、内旋、外旋,用力适宜,频率不可过快,共2~3分钟。手指关节的屈伸运动、拇指外展、环绕及与其余4指的对指,每次活动时间为5分钟左右。

2. 脑出血后遗症期病人如何进行康复功能训练?

脑出血病人可出现口角歪斜、言语不利、肢体活动不利等症状,进行早期康复有助于病人的恢复。

(1) 面瘫的功能锻炼:用拇指自两眉之间经眉弓,经太阳穴到目内眦,再下经鼻翼旁、鼻唇沟、嘴角至下颌角,缓缓按揉,直到发热发酸为止。

(2) 语言功能训练:要耐心细致地一字一句进行练习,练习时注意力要集中,情绪要稳定,说话节奏宜慢,先从简单的单字、单词练习。鼓励病人大胆与人交谈,也是一种语言锻炼的方法。

(3) 半身不遂功能锻炼:

1) 坐卧练习:由家属扶病人反复作起坐、躺下动作;或在床的脚端拴一根绳子,让病人健康的手抓住绳子自行作起卧训练。

2) 上肢锻炼:家属站在病人患侧,一手握住患侧的手腕,另一手置肘关节略上方,将患肢行上、下、左、右、伸曲、旋转运动;家属一手握住患肢手腕,另一手做各指的运动。

3) 下肢功能锻炼:一手握住患肢的踝关节,另一手握住膝关节略下方,使髋膝关节伸、屈、内外旋转、内收外展。一手握住患肢的足弓部,另一手做各趾的活动。也可让病人坐在凳子上,进行行走练习,进一步可搀扶病人行走练习。

(4) 日常生活动作锻炼:家庭护理的最终目的是使病人达到生活自理或协助自理。逐渐训练病人吃饭、穿衣、洗漱、如厕及一些室外活动,由完全照顾过渡到协助照顾,直至生活自理。

三、用药指导

1. 脑出血病人如何控制高血压?

脑出血病人当血压显著高于正常时给予降压药物,防止再出血。常用口服降压药物可选择长效钙拮抗剂、血管紧张素转换酶(ACE)抑制剂、血管紧张素Ⅱ受体阻滞剂、β受体阻滞剂等。

2. 脑出血病人的脑保护剂有哪些?

脑出血病人需使用改善脑缺氧,保护脑细胞的药物,如胞磷胆碱、长春西汀等,但须注意胞磷胆碱服用时不可与有甲氯芬酯的药物合用。长春西汀服用时如果出现皮疹等过敏症状,此时应停药。

3. 脑出血病人如出现癫痫该如何治疗?

脑出血病人尤其出血量大者,往往会出现继发性癫痫,此时需要配合抗癫痫治疗,如德巴金片口服。有致畸胎危险,故孕妇避免使用。肝功能损伤者慎用或忌用。

四、护理指导

1. 脑出血病人如何进行心理护理?

因突然瘫痪、卧床不起、失语、构音困难而不能表达感情,对病人打击很大,所以要注意创造良好的居室环境,使病人心情舒畅,有助于稳定病人的情绪。经常与病人交流,消除其消极情绪,树立其战胜疾病的信心。向病人详细讲解脑出血的有关知识,让其对疾病有正确的认识,积极配合治疗,落实康复训练计划。

2. 脑出血病人如出现褥疮该怎么办?

瘫痪在床的病人,往往在枕骨粗隆、肩胛部、髋部、骶尾部、足跟部等骨骼突出处易发生褥疮。应用软枕或海绵垫保护骨隆突处,每2~3小时翻身一次,避免拖、拉、推等动作,床铺经常保持干燥清洁,定时温水擦澡按摩,增进局部血液循环,改善局部营养状况。

3. 脑出血病人如何预防便秘?

瘫痪病人因肠蠕动减慢多有便秘,有的可因为用力排便致使脑出血再次发生,因此应注意饮食结构,多给病人吃低脂、高蛋白、高能量饮食及含粗纤维的蔬菜、水果等,并给以足够水分,预防大便干燥。每天定时定点给便器排便;还可进行腹部按摩,一般顺时针按摩10～15分钟,有温热感、腹部作响为宜。必要时应用通便药物或灌肠:可选用麻仁丸、王氏保赤丸,或便通胶囊等口服;外用则可选用开塞露、甘油灌肠剂等辅助通便。

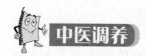

中医调养

1. 中医对于脑出血是如何分类治疗的?

中医根据辨证论治理论将脑出血病人分为髓海空虚、痰浊蒙窍、气血亏虚3种类型。

(1) 髓海空虚证

症状:头痛且晕,健忘,目光呆滞,反应迟钝,久则骨骼痿弱,偏废失用。

治法:填精荣脑。

方药:大补元煎加减。

(2) 痰浊蒙窍证

症状:神志呆滞,失语,癫痫,呕不欲食;舌苔厚腻,脉象弦滑。

治法:化痰开窍,温化寒痰。

方药:二陈汤。

(3) 气血亏虚证

症状:头晕肢麻,重者萎废不用,面色无华,失眠多梦,食少倦怠；舌淡苔白，脉沉细。

治法：补气养血，安神定志。

方药：归脾汤加减。

2. 治疗脑出血的中成药有哪些？有什么注意事项？

（1）安脑丸：口服。每次1～2丸，每天2次。有清热解毒，豁痰开窍，镇惊熄风之效。用于脑出血后高热神昏、烦躁谵语、抽搐痉厥、中风窍闭、头痛眩晕的病人。脾胃虚寒，呕吐腹泻者不宜长期服用。

（2）脑血疏口服液：口服，一次10 ml，每天3次，30天为一个疗程。有益气活血之效。用于轻、中度出血性脑梗死中经络急性期及恢复早期气虚血瘀证，症见半身不遂、偏身麻木、口舌歪斜，语言蹇涩等。有再出血倾向的病人慎用，孕妇忌用。

3. 病人言语困难，可按摩哪些穴位？

促进语言恢复可以按摩廉泉（在甲状软骨和舌骨之间）、神门（位于腕部，腕掌侧横纹尺侧端，尺侧腕屈肌腱的桡侧凹陷处）、照海（在足内侧，内踝尖下方凹陷处）、太溪（位于足内侧，内踝后方与脚跟骨筋腱之间的凹陷处）、哑门（位于项部，后发际正中直上0.5寸，第一颈椎下）等穴。每次取2～3穴，以拇指指腹按摩穴位3～5分钟，每天2次。

4. 病人上肢活动不利，可按摩哪些穴位？

促进上肢运动可以按摩肩俞（位于背部，当第一胸椎棘突下，旁开3寸）、曲池（位于肘横纹外侧端，屈肘，当尺泽穴与肱骨外上髁连线中点）、合谷（拇、食两指张开，以另一手的拇指关节横纹放在虎口上，当虎口与第一、二掌骨结合部连线的中点）、外关（该穴位于人体的前臂背侧，手横纹向上3指宽处）诸穴。每次取2～3穴，以拇指指腹按摩穴位3～5分钟，每天2次。

5. 病人下肢活动不利，可按摩哪些穴位？

促进腿脚运动可以按摩足三里（在小腿前外侧，当犊鼻穴下3

寸,距胫骨前缘一横指)、阳陵泉(在小腿外侧,当腓骨头前下方凹陷处)、承山(位于小腿后面正中,委中穴与昆仑穴之间,当伸直小腿或足跟上提时腓肠肌肌腹下出现尖角凹陷处)、委中(位于腘横纹中点,当股二头肌腱与半腱肌肌腱的中间,在腘窝正中)、涌泉(位于足前部凹陷处第2、3趾趾缝纹头端与足跟连线的前1/3处)诸穴。每次取2~3穴,以拇指指腹按摩穴位3~5分钟,每天2次。

6. 脑出血病人的药膳有哪些?

(1) 黄芪猪肉羹:黄芪20 g,大枣6枚,当归10 g,枸杞15 g,瘦猪肉50~100 g切成薄片,加生姜片、葱白段,大火煮沸改小火炖,煮至肉烂加精盐适量,味精少许,还可根据个人嗜好酌加适量麻油。有补益精气、活血化瘀的作用。

(2) 羊脂粳米粥:取羊脂适量煮汤,加入粳米、葱白、姜、豉煮成粥,每天1服,连用10天。治疗脑出血后体虚乏力,半身不遂者。

(3) 山楂双耳粥:山楂50 g,银耳30 g,黑木耳30 g,粳米100 g,冰糖少量。先将银耳、黑木耳泡发,然后加入山楂、粳米一起加水煮粥。吃时加入冰糖少量调味。有补气和血,补肾健脑之效。

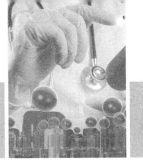

第三章
阿尔茨海默病

阿尔茨海默病是以一种隐匿起病和进行性恶化或持续性智能衰退为特征的神经系统退行性疾病,多见于 70 岁以上老人(男性平均 73 岁,女性平均 75 岁),少数病人症状不明显,但可以在躯体疾病、骨折或精神受到刺激后症状迅速明朗化。临床上以记忆障碍、失语、失用、失认、视空间技能损害、执行功能障碍以及人格和行为改变等表现为特征,病因迄今未明。

目前,全世界有数千万人在遭受着阿尔茨海默病的折磨。我国也有超过 500 万名阿尔茨海默病病人,占全世界患病人数的 1/4。现在还没有针对病因的、能逆转或终止阿尔茨海默病的治疗方法,对症治疗是目前的标准治疗。

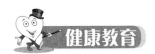
健康教育

一、饮食指导

1. 阿尔茨海默病病人的日常饮食原则有哪些?
(1) 饮食要清淡,品种要多样化。保证蛋白质的供应,多食富含维生素、纤维素的食品,保持大便通畅,忌营养摄入不足或维生素缺乏。

(2) 饮食均衡,避免摄取过多的盐分及动物性脂肪。一天食盐的摄取量应控制在 6 g 以下,少吃动物性脂肪,少吃糖、蛋白质、食物纤维、维生素、矿物质等都要均衡摄取。多吃鱼或适当补充鱼油。增加卵磷脂的摄入,大豆及其制品、鱼脑、蛋黄、猪肝、芝麻、山药、蘑菇、花生等都是富含卵磷脂的食品。

(3) 节制饮食,不可过饱。长期饱食易增加脾胃消化系统的负担,易造成脂肪的堆积,还可引起脑动脉硬化,出现大脑早衰、智力减退等现象。

2. 适量维生素的摄入是否可以降低阿尔茨海默病的风险,常见的食物有哪些?

有研究显示,维生素 C 和维生素 E 的摄入可以降低阿尔茨海默病发病率和患病率,但如果每天大量服用维生素也会导致不良反应的发生。日常可以通过均衡饮食来摄入,如猕猴桃、葡萄、香蕉、樱桃、梨、石榴、蓝莓、杏、李子等水果。

食物中的维生素 B_{12} 和叶酸也对阿尔茨海默病的预防有一定作用,富含维生素 B_{12} 的食物有香菇、大豆、鸡蛋、牛奶、动物内脏、各种发酵的豆制品等,富含叶酸的食物有绿叶蔬菜、柑橘、西红柿、菜花、西瓜、菌类、酵母、牛肉、动物肝脏和肾脏等。

3. 常食大豆对预防老年性痴呆症有好处吗?

大豆含有丰富的异黄酮、皂苷、低聚糖等活性物质。常食大豆不仅可以摄取充分的植物蛋白,预防血脂异常、动脉硬化,还有抗癌及预防老年性痴呆症等功效。

4. 老年性痴呆症病人需要多吃鱼或适当补充鱼油吗?

研究发现,健康的老人血液中欧米伽 3 脂肪酸(尤其是二十二碳六烯酸 DHA)的含量远远高于痴呆的老人,这种脂肪酸在鱼油中含量丰富,尤其是高油脂的鱼,如鲑鱼、鳟鱼和鱿鱼等,可有效预防痴呆症和心脏病。

5. 为什么说老年性痴呆症要增加卵磷脂的摄入？

乙酰胆碱的缺乏是老年痴呆症的主要原因。卵磷脂是脑内转化为乙酰胆碱的原料，人们可以从食物中摄取卵磷脂来预防老年性痴呆症。大豆及其制品、鱼脑、蛋黄、猪肝、芝麻、山药、蘑菇、花生等都是富含卵磷脂的天然食品。

二、运动指导

1. 阿尔茨海默病病人日常运动的原则有哪些？

散步、游泳、棋牌或种花等。不要期望太高，对于活动要慢慢练习。

尽可能由病人独立进行练习，照料者可以在一旁照看以避免意外事件的发生，避免过度疲劳而导致身体不适。

2. 阿尔茨海默病病人该如何运动？

太极拳、慢跑、散步等都是比较好的运动方式。可以有计划地安排病人散步的时间、地点，活动强度根据每个病人具体的情况来制定，对于轻度病人，每天完成一定量的散步，但环境最好选择熟悉的，不宜经常变换，以免病人产生不安全感。值得提醒的是，要注意不能劳累，要尽可能避免对病人的过度刺激。

三、用药指导

1. 治疗阿尔茨海默病的常用药物有哪些？

我国老年期痴呆防治指南的推荐中，胆碱酯酶抑制剂、谷氨酸受体拮抗剂、钙离子通道拮抗剂的疗效被证明有效，还有一些药物可能对提高痴呆病人的认知功能有一定疗效，并已应用于临床，如脑代谢复活剂、脑血管扩张剂、抗氧化剂、神经肽，其他如维生素、银杏叶提取物等,只是目前还没有得到充分的循证医学支持。

2. 在家照料老年痴呆病人服药应注意哪些问题?

痴呆老人常忘记吃药、吃错药,或忘了已经服过药又过量服用,所以老人服药时必须有人在旁陪伴,帮助病人将药全部服下,以免遗忘或错服。对于伴有抑郁症、幻觉和自杀倾向的痴呆病人,家人一定要把药品管理好,放到病人拿不到或找不到的地方。

痴呆老人常常不承认自己有病,或者常因幻觉、多疑而认为家人给的是毒药,所以他们常常拒绝服药。这就需要家人耐心说服,向病人解释,可以将药研碎拌在饭中吃下。对拒绝服药的病人一定要看着病人把药吃下,让病人张开嘴,看看是否咽下,防止病人在无人看管后将药吐掉。

痴呆病人服药后常不能诉说其不适,家属要细心观察病人有何不良反应,及时调整给药方案。此外,卧床病人、吞咽困难的病人不宜吞服药片,最好将药片研碎后溶于水中服用。昏迷的病人应由胃管注入药物。

四、护理指导

1. 日常生活中,在饮食方面该如何护理?

进食时要尽量保持环境安静,以减少病人分心。某些痴呆病人在进食时不遵守餐桌礼仪,会随手乱抓东西放在口中,或偷吃食物等。此时照料者应当耐心去引导,避免大声呵斥。可以用吸管或带嘴的水壶使病人喝水更容易些。如果病人不能用器具,给予用手可拿的食物。

2. 阿尔茨海默病病人在睡眠方面该如何护理?

对于睡眠颠倒的病人要提供内容丰富的日间活动,使他们兴奋一点,最好白天不让病人有机会睡觉。若病人在房间或走廊里徘徊很久仍不能安静下来,照料者可以和他们一起做一些很简单的工作使他们安静下来。晚上用安静、平和的语气鼓励病人入睡,将灯光调暗,去除噪声,如果病人喜欢音乐,可以轻轻地放些音乐以安定情绪、帮助睡眠。尽量在每天相同的时间就寝,形成规律。尽量少喝咖啡、少喝浓茶。

3. 如何通过日常生活中的训练改善阿尔茨海默病病人的认知和记忆能力?

以下训练适合轻度认知损害和轻度阿尔茨海默病的病人。

(1) 智力训练:根据病人的病情和文化程度,可教他们记一些数字,由简单到复杂,反复进行训练;亦可把一些事情编成顺口溜,让他们记忆背诵;亦可利用玩扑克牌、玩智力拼图、练书法等,帮助病人扩大思维面和增强记忆。

(2) 强化记忆:在室内反复带病人辨认卧室、客厅、厨房和厕所,在有照看的情况下,让病人单独完成室内的行走和日常生活。经常和他们聊家常或讲述有趣的小故事,以强化其记忆能力。

(3) 训练生活

照料者可以手把手地教病人做一些力所能及的家务,如扫地、擦桌子、放置碗筷、整理床铺等,以期生活能够自理。

4. 如何保证病人的出行安全?

保证病人安全是护理的最重要的方面。一些病人有远离家庭或照料者的倾向,知道怎样限制出行是防止病人走失的关键。

(1) 确保病人携带某种标志性物品,在脖子上挂上身份标识,或口袋里装一张纸条,上面清晰地写上病人的姓名、所患疾病,家属的姓名、联系方式。如果病人走失,不能适当地交流,这将会提醒他人,知道其所患疾病,并与照料者联系。

(2) 准备或保留一些病人最近的照片或录像带,如果病人走失,会对警察有所帮助。

(3) 暂时需要离开病人时,可以将门上锁。如果病人因为熟悉会开门,最好换一把新锁。

（4）确保病人行走的环境安全，不管在屋内和屋外，都应将任何可以导致危险的物品移开。

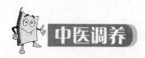

1. 阿尔茨海默病病人常用中成药有哪些？有哪些注意事项？

（1）天王补心丹：口服，一次6～9 g，每天3次。有补心安神、滋阴清热的功效。适用于心肾不足，阴亏血少所致的虚烦心悸、睡眠不安、精神衰疲、梦遗健忘、不耐思虑、大便干燥或口舌生疮等病症。

（2）归脾丸：用温开水或生姜汤送服，水蜜丸一次6 g，小蜜丸一次9 g，大蜜丸一次1丸，每天3次。有益气健脾，养血安神的功效。用于心脾两虚，症见气短心悸，失眠多梦，头昏头晕，肢倦乏力，食欲不振等症。

（3）健脑补肾丸：口服，淡盐水或温开水送服，一次15粒，每天2次。有健脑补肾，益气健脾，安神定志的功效。用于健忘失眠，头晕目眩，耳鸣心悸，腰膝酸软，神经衰弱。

感冒时不宜服用。高血压、心脏病、糖尿病、肝病、肾病等慢性病严重者应在医生指导下服用。

2. 对于阿尔茨海默病病人可以按摩哪些穴位进行保健？

可以按摩风池穴（在项部，枕骨之下，微低头，耳后高骨后一横指凹陷处）、百会穴（后发际正中上7寸，当两耳尖直上，头顶正中）、四神聪（在百会前、后、左、右各开1寸处，因共有4穴）、神庭穴（在头部，当前发际正中直上0.5寸）。每次按揉2～3分钟，按揉力度以酸胀为宜。

3. 阿尔茨海默病病人常用饮食药膳有哪些？

（1）龙眼肉粥

用料：龙眼肉30 g，粳米50 g。

制法:龙眼肉洗净,置锅中,加清水 500 ml,加粳米,急火煮开 5 分钟,改文火煮煎 30 分钟,成粥,趁热食用。

功效:补益心脾。适用于老年痴呆,属心脾两虚型,思虑过度,食少心悸、头晕、面色不华者。

(2) 银耳瘦肉粥

用料:银耳 20 g,瘦肉 50 g,粳米 50 g。

制法:银耳洗净备用,猪瘦肉洗净,切成丝状。银耳、肉丝同置锅中,加清水 500 ml,加粳米,急火煮开 3 分钟,改文火煮煎 30 分钟,成粥,趁热食用。

功效:滋阴补虚。适用于老年痴呆,属肾精亏虚型,足下热痛,耳鸣耳聋,腰膝酸软盗汗者。

(3) 山药炖乳鸽

用料:山药 20 g,枸杞子 20 g,乳鸽 1 只。

制法:山药洗净,切成片,杞子洗净,乳鸽活杀,去毛去内脏,切成小块。山药、枸杞子、乳鸽同置锅中,加黄酒、葱、姜,隔水清炖 30 分钟,分次食用。

功效:补肾益精。适用于老年痴呆,属肾精亏虚型,足下热痛,耳鸣耳聋、头晕乏力,盗汗,口干者。

(4) 泥鳅炖豆腐

用料:泥鳅 50 g,豆腐 200 g。

制法:泥鳅活杀,去内脏,洗净,切成小段,置碗中,加豆腐、黄酒、葱、姜,隔水清炖 30 分钟,分次食用。

功效:补心益气,健脾。适用于老年痴呆,属心脾两虚型,思虑过度,食欲缺乏,心悸,气短少言,周身乏力者。

第四章
帕金森病

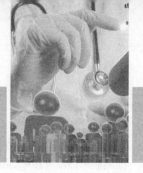

　　帕金森病是一种常见的神经系统变性疾病,老年人多见,平均发病年龄为 60 岁左右,40 岁以下起病的青年帕金森病较少见。帕金森病起病隐匿,进展缓慢,临床上主要表现为静止性震颤、运动迟缓、肌强直和姿势步态障碍。近年来,越来越多的病人表现为抑郁或焦虑,便秘、排尿困难,白天嗜睡、夜间失眠多梦,甚至是出现幻觉等,对病人的生活质量产生了较大的影响。

　　帕金森病目前应用的治疗主要是改善症状,延缓疾病的进展,但尚不能完全治愈。

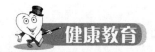

一、饮食指导

1. 帕金森病病人的日常饮食原则有哪些?

　　预防帕金森病需要针对性地食用补脑健脑食物,如核桃、枸杞子、鱼虾等。帕金森病病人应该多食软食、蔬菜和水果,每天摄入足够的纤维素和水很重要,有利于防止便秘。少食多餐,忌过热和过冷食物,不吃辛辣刺激性的食物及调味品,避免消化道运动障碍。不喝牛奶,可以用豆奶代替,并尽量选择添加了维生素 D 和钙的豆奶。尽量不吃肥肉、荤油和动物内脏,用植物油烹调食物,有助于防止由于饱和脂肪和胆固醇摄入过多给身体带来的不良影响。饮食中过高的脂肪也会延迟左旋多巴药物的吸收,影响药效。富含蛋白质的食物会影响左旋多巴的吸收,需限制摄入。每天摄入约 50 g 的肉类,选择精瘦的畜肉、禽肉或鱼肉。1 只鸡蛋所含的蛋白质相当于 25 g 精瘦肉类。对于部分病人,为了使白天的药效更佳,可以只在晚餐安排肉类食物,错开左旋多巴的服用时间。

对于伴有糖尿病的帕金森病人,应给予糖尿病饮食;伴有冠心病及高血压病人,以高糖、高维生素,适量蛋白质饮食为宜,限制动物脂肪和食盐的摄入。

2. 帕金森病病人是否可以饮茶?

饮茶可以有效缓解帕金森的症状,这是很多帕金森病人都知道的,主要是因为茶中的茶多酚对帕金森病有益。研究显示,每天饮一杯绿茶的中国人群患帕金森病的风险减少 30%～40%。

3. 为什么帕金森病病人不能喝牛奶?

牛奶中的蛋白质成分对左旋多巴类药物的吸收有一定影响,会降低其疗效,所以不建议喝。如果确实想喝,那就在晚上睡觉前喝牛奶,错开左旋多巴的服用时间。

二、运动指导

1. 帕金森病病人日常运动的原则有哪些?

帕金森病病人最终目标是生活能够自理:病人家属的帮助应当适可而止,绝不是全部包办。尤其是早期、中期的病人,一定要力所能及地完成一些日常生活的任务,让他们对生活还存在信心,不要自暴自弃,完全放弃生活自理能力。另外,也要让病人明白家人是关心他们的,并非所有的事情都需要自己独立完成,在必要的时候可以寻求帮助,不要漠视甚至排斥亲人的帮助和支持。

活动内容根据病人具体情况而定,因人而异,可以选择快步走路、打太极拳、跳舞等,活动强度可以及时调整。注意运动与休息相结合,不至于过度疲劳和消耗,避免疾病的加重。

2. 帕金森病病人适合哪些运动?

运动功能障碍是帕金森病病人的主要表现,严重影响到病人的平衡性和机动性。有研究表明,伸展、阻力训练能改善帕金森病病人的运动症状。适当运动对缓解帕金森病病人病情是很有利的,运动的方式也有很多,以下6种运动方式可供参考。

(1) 有氧锻炼,即中小运动量的耐力锻炼,包括户外慢跑或者在跑步机上慢跑以及伸展锻炼,如广播体操中的一些伸展运动动作。

(2) 打太极拳对锻炼病人的平衡有帮助。

(3) 步行,坚持每天步行 500 m 以上,并持之以恒。

(4) 如果病人有打高尔夫球、网球、骑自行车等爱好,应该鼓励他们继续保持下去。

(5) 不能外出的病人,应尽量在室内做一些伸展肢体的活动,也可以从简单的动作(如敲击键盘)到复杂的动作(如开水龙头、穿衣服等)练习,有利于改善肢体强直。

(6) 晚期行走不稳的病人可以增加一些平衡训练,起步困难的病人可以试着一边喊节拍一边迈步,或者在地上划上格子线,让病人沿着它反复练习走路,对其行走姿势、僵硬现象有很大帮助。

三、用药指导

1. 帕金森病病人的用药原则有哪些?

用药宜从小剂量开始逐渐加量,以较小剂量达到较满意疗效,不求全效。用药在遵循一般原则的同时也应强调个体化。根据病人的病情、年龄、职业及经济条件等因素采用最佳的治疗方案。药物治疗时不仅要控制症状,也应尽量避免药物不良反应的发生,并从长远的角度出发尽量使病人的临床症状能得到较长期的控制。

2. 帕金森病病人服用的常用药物有哪些注意事项?

(1) 盐酸苯海索

注意事项:①孕妇及哺乳期妇女及儿童慎用。②老年人长期应用容易促发青光眼。伴有动脉硬化者,对常用量的抗帕金森病药容易出现精神错乱、定向障碍、焦虑、幻觉及精神病样症状。应慎用。③药物过量会产生中毒症状:超剂量时,可见瞳孔散大、眼压增高、心悸、心动过速、排尿困难、无力、头痛、面红、发热或腹胀。有时伴有精神错乱、谵妄、妄想、幻觉等中毒性精神病症状。严重者可出现昏迷、惊厥、循环衰竭。处理:催吐或洗胃,采取增加排泄措施,并依病情进行相应对症治疗和支持疗法。

(2) 金刚烷胺

禁用慎用:①本品可通过胎盘,对胚胎有毒性且能致畸胎,孕妇应慎用。②本品可由乳汁排泄,哺乳期妇女禁用。③下列情况应慎用:a.有脑血管病或病史者;b.有反复发作的湿疹样皮疹病史;c.末梢性水肿;d.充血性心力衰竭;e.精神病或严重神经官能症;f.肾功能障碍;g.有癫痫病史者,本品可增加发作。

较常见的不良反应有:幻觉;精神错乱,特别是老年病人,可能由于抗胆碱作用所致;情绪或其他精神改变,一般由于中枢神经系统受刺激或中毒所致。

(3) 复方左旋多巴(包括左旋多巴/苄丝肼和左旋多巴/卡比多巴)

应从小剂量开始,逐渐缓慢增加剂量直至获较满意疗效,不求全效。剂量增加不宜过快,用量不宜过大。餐前 1 小时或餐后1.5 小时服药。老年病人可尽早使用,年龄小于 65 岁,尤其是青年帕金森病病人应首选单胺氧化酶 B 抑制剂或多巴胺受体激动剂。当上述药物不能很好控制症状时,再考虑加用复方左旋多巴。

注意事项:活动性消化道溃疡者慎用,闭角型青光眼、精神病病人禁用。

(4) 单胺氧化酶 B(MAO-B)抑制剂(包括司来吉兰,雷沙吉兰)

晚上使用易引起失眠,建议早晨、中午服用。胃溃疡者慎用,禁止与 5-羟色胺再摄取抑制剂合用。

(5) 多巴胺受体激动剂

多巴胺受体激动剂常见的不良反应包括胃肠道症状,嗜睡,幻觉等。使用激动剂症状波动和异动症的发生率低,但体位性低血压和精神症状发生率较高。

(6) 儿茶酚-氧位-甲基转移酶抑制剂

本药的不良反应有腹泻、头痛、多汗、口干、氨基转移酶升高、腹痛、尿色变黄等。托卡朋有可能导致肝功能损害,须严密监测肝功能,尤其是在用药的头 3 个月。

四、护理指导

1. 日常的护理原则有哪些?

病人及其家人都应该了解一些疾病的相关知识,树立战胜疾病的信心,做好长期治疗的准备。

(1) 居住环境要温暖温馨,注意通风,保持合适的温、湿度,根据天气增减衣服。

(2) 病变使肌张力高、行走困难,病人有受伤的危险及生活自理能力缺陷,活动时要加强保护,以防外伤。卧床的病人要加强口腔护理、皮肤护理、翻身拍背、促排痰等基础护理,预防并发症发生。

(3) 病变引起口、咽、腭肌运动障碍,有吞咽困难的病人,吃饭、喝水有误吸的危险,要注意避免误吸。进食时取半坐位或侧卧位,进食少渣食物,缓慢进食,必要时用鼻饲灌注流质饮食。

(4)家人要多与病人沟通交流,要根据病情适当到室外活动。引导病人说话,多练习语言交流,帮助病人活动,多帮助练肢体运动。

2. 在穿着上应该注意哪些?

穿着以方便为主,选用一些易穿脱的衣服。尽量穿不用系鞋带的鞋子,不要穿橡胶或生胶底的鞋子,因为鞋子抓地过牢时,可能会使病人向前倾倒。

3. 如何防止病人摔倒和发生意外?

帕金森病病人存在不同程度的运动障碍,如有行走困难、姿势不稳。另外,对自身的重心和体位认识不足,行走时表现出步态不稳,常常容易摔倒。因此,要特别注意病人的看护。本病病人多数呈前屈位姿势,重心易靠前,下腭向前方突出。在站起时要指导病人先收下腭,然后重心前移站起,并确保稳定的足底支撑面积,这样就不容易摔倒了。

4. 生活设施的布置方面需要注意哪些?

家居布置要方便合理、减少障碍,处处为病人行动方便着想。起居室中床的周围应有一定的空间,少摆放家具,病人走出房间的通道应该是宽大和无障碍物的。室内地板不应打蜡,地毯应尽量去除。电源开关要方便科学。洗澡尽可能是淋浴房,并安装便于手扶的铁架及放置防滑垫,可以在浴室内放一个防滑凳,可以坐着洗澡。床和椅子的高度应在膝盖以下,与小腿长相等,过高过低都会使老人感到不便,增加摔倒机会。

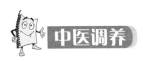

中医调养

1. 中医学如何认识帕金森病?

中医学认为,帕金森病属于中医学的颤证范畴。颤证是以头部或肢体摇动颤抖,不能自制为主要临床表现的一种病证。轻者表现为头摇动、木讷表情或手足微颤,重者可见头部振摇、肢体颤动不止,甚则肢节拘急,失去生活自理能力。从病因病机而言,精气血亏虚为病之本,内风、痰热、瘀血为标。扶正补虚、标本兼顾是本病的治疗原则。根据标本虚实,以填精补髓,益肾调肝,健脾益气养血以扶正治本,清化痰热,息风止痉,活血化瘀以祛邪治标为其治疗大法。

2. 帕金森病常用中成药有哪些?如何使用?

(1) 六味地黄丸:口服,每次8丸,每天3次。有滋阴补肾功效。

(2) 天麻钩藤颗粒:开水冲服,每次1袋(5 g),每天3次。有平肝息风、清热安神功效。适用于头痛、眩晕、耳鸣、眼花、震颤、失眠者。

(3) 归脾丸:用温开水或生姜汤送服,水蜜丸每次6 g,小蜜丸每次9 g,大蜜丸每次1丸,每天3次。有益气健脾、养血安神功效。用于心脾两虚,症见气短心悸,失眠多梦,头昏头晕,肢倦乏力,食欲不振等症。

(4) 四物合剂:口服,每次10~15 ml,每天3次。有补益气血功效。适用于面色萎黄、头晕眼花、心悸气短等症。

3. 帕金森病如何进行穴位按摩?

可以按揉百会穴后(发际正中上7寸,当两耳尖直上,头顶正中)、掐按四神聪(在百会前、后、左、右各开1寸处,共有4穴)、按揉风池穴(在项部,枕骨之下,微低头,耳后高骨后一横指凹陷处)、按揉太冲穴(足背侧,当第1跖骨间隙的后方凹陷处)。每次按揉2~3分钟,力度以酸胀为宜。

4. 适合帕金森病病人用的饮食药膳有哪些?

(1) 天麻炖猪脑

用料:天麻10 g,猪脑1个。

制法:天麻、猪脑放入砂锅内,加水适量,以文火炖1小时左右,调味后喝汤食猪脑,每天或隔天1次。

功效:疏筋通脉、聪脑安神。适用于震颤麻痹、头晕、肢麻者。

(2) 枸杞蒸羊脑

用料:枸杞子50 g,羊脑1个。

制法:枸杞子、羊脑放入容器,加水及姜末、葱节、料酒、食盐适量,隔水蒸熟即可,每日分两次食用。

功效:滋养肝肾、补血通脉。适用于震颤麻痹、心悸、目眩、肢麻者。

(3) 天麻炖鹌鹑

用料:鹌鹑1只,天麻15 g。

制法:鹌鹑去毛及内脏,将天麻填入肚内,用线捆住,加水炖熟,加食盐、味精,去天麻,吃肉喝汤,隔天1次。也可用鸽子代替鹌鹑。

功效:养阴柔肝。适用于震颤麻痹、肢体麻木、双手抖颤者。

>>> 第二篇

呼吸科疾病

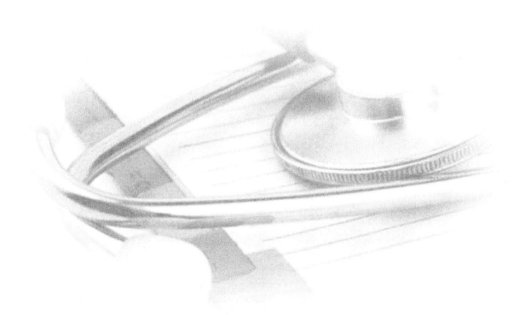

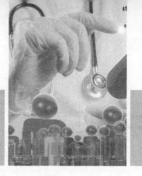

第一章 支气管哮喘

支气管哮喘的主要症状是发作性气喘,特别是晨起及夜间时明显。病人还可出现咳嗽及胸闷症状,有时会伴有胸痛;可以自行缓解或经治疗后缓解。过去认为哮喘是一种过敏性疾病,现在经过大量研究表明,哮喘的本质是气道的慢性炎症,更确切地说,支气管哮喘是一种气道的慢性过敏性炎症。哮喘主要由多种炎症介质参与炎症过程,这与我们所说的细菌感染(中性粒细胞)所致的炎症有所不同。参与哮喘的各种炎症细胞及炎症介质最终导致气道上皮损伤,使气道具有高反应性,对各种特异和非特异刺激产生强烈反应而痉挛,导致通气功能障碍,临床病人出现喘鸣和呼吸困难。

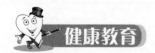

一、饮食指导

1. 哮喘病人出院后哪些食物不能吃?

过敏性体质者少食异种蛋白质(鱼、虾),另外一旦发现某种可疑食物诱发哮喘,就要停止食用。不要吃刺激性食物,如辣椒、葱、蒜、酒等,刺激呼吸道可使咳嗽加重。饮食不宜太咸,因为容易水、钠潴留和刺激呼吸道;小心食品添加剂,尤其是亚硫酸盐及味精;还要避免吃产气食物,如韭菜、地瓜、黄豆、面食等。

2. 哮喘病人出院后应该如何饮食?

哮喘病人饮食原则上应以清淡、易消化,富含维生素 A、维生素 C、钙的食物为主。要供给充足的蛋白质和铁。饮食中应多吃瘦肉、动物肝脏、豆腐、豆浆等,因这些食品富含优质蛋白质和铁元素,对增强病人体质有利;多吃新鲜蔬菜和水果,如大白菜、小白菜、油菜、白萝卜、红萝卜、西红柿等,不仅可补充各种维生素和无机盐,而且还有清痰去火之功能。还有一些果品类食物,如梨、枇杷、柑橘、莲子、百合、核桃、大枣、白果、栗子、松子、金橘饼以及蜂蜜等,不仅可祛痰止咳,而且能润肺。

二、运动指导

1. 听说运动会诱发哮喘,哮喘病人还能运动吗?

坚持适宜的运动可促进血液循环及新陈代谢,增强心肺功能,提高机体对环境的适应能力和抗病能力,并可消除紧张状态,减少哮喘发作,营造良好心情。运动量宜从小到大,强度从弱到强,逐步适应。

2. 哮喘病人的运动应该注意什么?

哮喘病人运动应注意以下 3 点:①运动环境:不要在比较寒冷的环境中运动。②运动方式:针对哮喘病人最好的锻炼方式是游泳、太极拳等。③运动时间和强度:每次练习的强度为 60%~90%,训练强度达到 75% 以后就应该时刻关注呼吸的频率和节奏。如果运动量过大,反而会引起哮喘。

运动性哮喘是支气管哮喘的一种特殊表现类型,运动作为单独的诱发因素。此类病人在运动前预防性吸入短效 β_2 受体激动剂,运动前做热身运动,避免吸入干冷空气,运动性哮喘发作时立即停止运动,吸入 β_2 受体激动剂。

三、用药指导

1. 出院后如果症状稳定或消失,可以停止使用吸入剂吗?

哮喘是慢性病,吸入糖皮质激素(以下简称激素)是哮喘长期控制的首选药物,其他的吸入药物包括抗胆碱药、β_2 受体激动剂等支气管舒张剂。吸入激素通常需要长期、规范使用才能起预防作用,所以出院后不要立即停止使用吸入剂,需经专科医生评估决定疗程与剂量。

2. 长期使用激素类的吸入剂对人体有何不良反应?尤其对儿童发育会有影响吗?

其实,激素在我们抗感染治疗中是把"双刃剑"。一方面激素是一种强效的抗炎药物,可以抑制引起哮喘的气道炎症的各个环节,从而控制哮喘症状;另一方面当激素通过静脉或口服的途径全身给药时,特别是时间较长,剂量较大时,可出现"满月脸""水牛背",并可导致代谢紊乱(高血压、糖尿病)、骨质疏松等并发症的风险,有较多不良反应,所有激素的不良反应与给药途径、剂量、疗程密切相关。

对哮喘的控制治疗,是通过吸入激素方式实现的,常见不良反应为口咽部疼痛、声哑等局部不良反应,而非全身不良反应。而且这些不良反应,通过指导吸药技术并强调吸药后漱口,完全可以减少的。

通过长期研究未显示低剂量吸入激素治疗对儿童生长发育、骨质代谢、下丘脑-垂体-肾上腺轴有明显的抑制作用,应在医生指导下使用。

3. 家里备有各种哮喘用的吸入剂,是不是都需要用? 同时用不良反应会累加吗?

治疗哮喘的药物分为控制药和缓解药。控制药指需要长期每天使用的,其作用使哮喘维持临床控制:包括激素(口服)、白三烯调节剂(孟鲁司特)、缓释茶碱、吸入激素、长效 β_2 受体激动剂等。缓解药指按需使用的药物,其作用是迅速解除支气管痉挛,缓解症状:激素(静脉或口服)、短效茶碱(氨茶碱静脉或口服)、短效 β_2 受体激动剂(口服爱纳灵或特布他林)、速效吸入 β_2 受体激动剂(万托林、沙丁胺醇)、吸入性抗胆碱药(爱全乐)等,有的只需单独使用,有的必须联合使用。同一化学组分的药物同时使用,可产生不良反应累加。建议使用前询问专业医师规范使用。

4. 哮喘症状得到控制后,可以减少激素使用量吗?

根据全球哮喘防治建议,在哮喘得到控制后必须进行持续监测,以维持哮喘控制,同时确立治疗所需的最低用药剂量。如果应用吸入激素达到哮喘控制 3 个月后,可试用减少 50% 用量;如果联合使用吸入激素+长效 β_2 受体激动剂而得到控制时,先减少吸入激素用量的 50%,而继续使用长效 β_2 受体激动剂,如果仍能控制,继续减少吸入激素量,直到小剂量维持时可考虑停用长效 β_2 受体激动剂。

四、护理指导

1. 哮喘得到控制后出院,在家应该注意什么?

哮喘的本质是气道的慢性炎症,炎症贯穿了整个病程始终。每位哮喘病人需要做长久的治疗,以此来控制炎症,降低气道的高反应,将哮喘的危险性降到最低。哮喘虽然不能根治,但是可以通过长期规范治疗得到有效控制。病人要避免变应原等诱发因素,长期规范使用控制药物,学会写哮喘日记及使用峰流速仪记录,定期随访肺功能。

2. 孩子患有哮喘,房间布置应注意哪些方面?

孩子患有哮喘,房间要减少室内装饰,力求简单:不铺地毯,不放置沙发,这些也是螨虫和真菌孢子繁殖场所。经常清洗窗帘、床单。枕芯、被褥不用动物羽毛,且经常置于阳光下曝晒拍打。不用草垫,室内不放置花草,不养宠物。家具摆放与墙面留有空隙,以便空气流通,房间应多开窗通风,保持清洁干燥。

3. 哮喘反复发作,控制不佳,可能有哪些原因?

首先看看家里是否有过敏原,或者生活环境仍然与过敏原接触。过敏原在生活的环境中广泛存在,不易去除,避免到人多嘈杂、空气混浊的地方聚集,避免与感染病人接触,建议病人可以到医院进行相关物质的检测。另外,是否存在耐药的问题:长期使用 β_2 受体激动剂,可出现耐药,这时可联合激素类药物。吸入剂使用方法是否正确,剂量是否不足,有无不良精神因素和心理负担,避免过度疲劳和精神刺激。

4. 出院后如何判断哮喘病人病情控制情况?

可以记哮喘日记或进行呼气峰流量(PEF)监测。哮喘日记一般包括气温、气压、饮食内容、运动和工作情况;当天的症状和发病情况;PEF 值及昼夜变化率、药物使用等。哮喘病人每天记录哮喘日记,早晚各测量 PEF 值,取早晚的最高值,并绘成 PEF 图表。通过哮喘日记和 PEF 图表可以监测和记录哮喘的病情变化;判断药物治疗的反应性;预测哮喘的急性发作;并调整药物治疗。研究证实,哮喘日记是评估哮喘控制的有效手段,通过监测 PEF 可以发现无临床症状哮喘病人病情的轻微变化。此外,气道高反应性是哮喘的主要生理特点之一,还可以进行肺功能及气道反应性测定。实验室指标与生物标志物检测:痰嗜酸粒细胞直接计数;呼出气 NO 检测。

5. 哮喘病人出现哪些情况需要及时就医?

①气喘或胸闷、咳嗽剧烈,这些症状每天发作,而且已使用了平喘药物,仍然不能得到控制时;②感到呼吸困难,无法正常走路或谈话,使用气雾剂未能得到改善;③咳嗽反复不愈,呈阵发性,以凌晨或夜间发作明显。

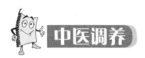

中医调养

1. 哮喘缓解期中医如何治疗?

出院后,缓解期病人多属虚证,病人多次哮喘发作后其正气必虚。因此,应以补肺、健脾和补肾之法分别治之。通过哮喘缓解期的辨证施治,扶正固本是预防哮喘发作次数,延长哮喘缓解期的主要措施。

2. 哮喘发作期如何选择中成药治疗?

若证属于寒哮,则应选择功效具宣肺散寒、祛痰平喘的中成药。如小青龙合剂(或冲剂),该药具有宣肺散寒、祛痰平喘的功效。若证属于热哮,则应选择功效具清泻肺热、涤痰平喘的中成药,如蠲哮片,该药具有泻肺除壅涤痰祛瘀、利气平喘的功效。

在哮喘发作期选用中成药应本着"中病即止"的原则,不可久服,以免伤正。

3. 哮喘缓解期如何选择中成药治疗?

在哮喘缓解期部分病人虽无哮喘发作,但却表现出其他虚象如肺虚、脾虚、肾虚。

对于有平素自汗、怕风、易于感冒,每因气候变化而诱发的肺虚病人,属于肺气亏虚,卫外不固,可选用玉屏风散。

对于平素纳呆食少,脘痞,大便稀,或食油腻易腹泻,往往因饮食不当而诱发哮喘的病人,辨证为脾虚,治宜健脾化痰。可选用六君子丸等。

对于平素短气,动则为甚,脑转耳鸣,腰酸腿软,劳累后哮喘易发的肾虚病人。有时兼有畏寒、肢冷等阳虚症状,或兼有五心烦热,汗出黏手等阴虚症状。偏于阳虚者,可口服金匮肾气丸、右归丸等;阴虚者可口服六味地黄丸等。

4. 哮喘病人可以按摩哪些穴位辅助治疗?

哮喘可以根据病情和条件酌情选用膻中、中喘、天突、肺俞,配穴内关、足三里、丰隆等穴位按摩。也可以按照下列方式按摩治疗。

(1) 头面及项部:①推桥弓穴(位于人体脖子两侧大筋上):先推一侧桥弓穴,自上而下20~30次,再推另一侧桥弓穴。②分推法:自额至下颌用分推法向左右两侧操作,往返2~3遍。③扫散法:先在一侧头部胆经循行区域,自前上方向后下方操作10余次,然后再在另一侧治疗。④拿法:从头顶部至枕部用五指拿法,自枕部到项部转为三指拿法,重复3~4遍。

(2) 躯干部:①横擦前胸部:沿锁骨下缘开始到12肋,往返2~3遍。②横擦肩、背、腰部:从肩背部开始到腰骶部,往返2~3遍。③交换方向后再横擦前胸,然后再横擦肩、背、腰部。④直擦:从大椎到腰骶部督脉部位。

(3) 上肢:①直擦上肢内外两侧均用擦法。②拿上肢:自肩部拿至腕部。③理手指,最后搓、抖上肢。先操作一侧上肢,完成后,再操作另一侧。

(4) 重复头面部操作,结束治疗。总共时间约15分钟,在用擦法治疗时,均以透热为度。

5. 从中医学来看,哮喘病人在饮食方面有哪些宜忌?

根据《中国食疗大典》,以下食物对咳嗽和哮喘有益:鱼腥草、百合、桔梗、茄子、豆腐、豆浆、胡桃仁、松子、白果、甜杏仁、梨、橘子、柚、橙、柿子、杏子、枇杷、罗汉果、甘蔗、荸荠、慈菇、胡颓子、柠檬、白梅、乌梅、五味子、鸡血、鸡蛋、寒鸦、燕窝、猪肺、蛙油、银鱼、鲛鱼翅、龟肉、鲍鱼、蜂蜜、生姜、萝卜、落花生、芝麻油、木耳、丝瓜、莲子、核桃。

虽然以上食物可作为哮喘病人的日常食物食用或与偏方、单方协用,但对食物过敏的哮喘病人在选用上述食物时则需避开相关的过敏食物,如海鲜、奶、蛋类等高蛋白质食物,也可结合病人的病史和食物皮肤试验,确认引起过敏性哮喘的食物。

辛辣、过冷、过热之食品如酒、烟、浓茶、葱、蒜、韭菜、胡椒、辣椒和芥末等刺激气道的食物应禁戒。

哮喘病人饮食宜温热,清淡,松软,可少食多餐.除了忌食肯定会引起过敏或哮喘的食物以外,应避免对其他食物忌口,以免失去应有的营养平衡。在哮喘发作时,还应少吃胀气或难消化的食物,如豆类,山芋等,以避免腹胀压迫胸腔而加重呼吸困难。一般来说,哮喘病人忌吃(或少吃)食物有鸡蛋黄,公鸡,肥猪肉,羊肉,狗肉,海鱼,蛤类,蟹,虾;木瓜,韭菜,金针菜,笋(或笋干),花生,咸菜,辣椒,胡椒;糖精,香精,色素,巧克力;雪糕等冷饮,汽水等碳酸饮料,酒,咖啡,浓茶等。

6. 哪些水果中医认为要忌口?

橘子、枇杷、香蕉、甘蔗等均属寒性、凉性水果。对于寒性支气管哮喘者并不合适。

7. 哮喘病人能吃螃蟹等海鲜吗?

中医认为肥肉、虾、蟹、鱼等食物易助湿生痰动火,故应少吃或不吃。螃蟹:性大凉,味咸。《本草衍义》里指出:"此物极动风,体有风疾人,不能吃。"支气管哮喘者,不宜服食,寒性支气管哮喘者尤禁。蚌肉、蚬肉、蛤蜊性味相同,均属寒凉之物,《本草拾遗》里记载:"多吃发嗽和冷气。"寒性支气管哮喘者服食要慎。

8. 如何做哮喘的养生药膳?

中医理论认为"药食同源",适当把食物和药物组合在一起,经过适当烹饪,可以对哮喘病人有治疗和预防的作用,此种药食同用的食物即药膳。现将哮喘病人常用的一些药膳介绍如下。

(1) 杏仁猪肺粥

组成:杏仁10 g,猪肺90 g,粳米60 g。

用法:制作将杏仁去皮尖,洗净。猪肺洗净,切块,放入锅内余水后,再用清水漂洗净。将洗净的粳米与杏仁、猪肺一起放入锅内,加清水适量,文火煮成稀粥,调味即可。随量食用。

功效:宣肺降气,化痰止咳。

适应证:哮喘属于痰饮内盛者,症见咳嗽、痰多、呼吸不顺,甚则气喘,喉中哮鸣,胸脯满闷,脉滑等。

(2) 芡实核桃粥

组成:芡实30 g,核桃仁20 g,红枣10个,粳米50 g。

用法:以上各味与粳米同煮成粥,分次服食,也可常食。

功效:补肾纳气定喘。

适应证:哮喘缓解期,属于肾虚不能纳气者,症见气短乏力,动则息促气急,畏寒肢冷,腰酸膝软,耳鸣,舌淡,苔白滑,脉沉细等。

(3) 虫草炖鸭

组成:水鸭肉250 g,冬虫夏草10 g,红枣4个。

用法:将冬虫夏草、红枣去核洗净。水鸭活杀,去毛、肠脏,取鸭肉洗净,斩块。把全部用料一起放入锅内,加开水适量,文火隔开水煮3小时。调味即可。随量饮汤食肉。

功效:补肾益精,养肺止咳。

适应证:支气管哮喘属于肺肾两虚者,症见咳喘日久,体弱形瘦,食欲缺乏等。

9. 冬病夏治预防哮喘是怎么回事?

冬病夏治疗法源于《素问·四气调神大论》:"夫四时阴阳者,万物之根本也,所以圣人春夏养阳,秋冬养阴,以从其根。"疾病的发生随春夏秋冬的季节变化而不同,其治疗亦应随季节变化而各异,所谓"天人相应"。

春夏养阳,三伏最佳。从小暑至立秋(盛夏三伏天)是全年气温最高,人体阳气最旺盛的时候,借着天人之阳盛之时,趁疾病缓解之期,采用温热助阳药物(包括内服和外用)对阳虚之体进行治疗,使体内阳气充足,抗病御寒能力大增,祛除体内沉寒痼冷之宿疾,以达到不发病或少发病的目的。此时采取"冬病夏治"的方法,常能取得较好的疗效,体现了中医"治未病"的理论。

10. 冬病夏治的方法有哪些?

冬病夏治的治疗方法,也由开始的穴位贴敷而逐渐发展到外用、内服等多种方法。诸如针灸、拔罐、刮痧、推拿、穴位贴敷、熏洗等多种外治法,尤以穴位贴敷、化脓灸和药浴运用最多。内服药中有汤剂、丸剂、片剂等,还有药膳、食疗和体育疗法等。

11. 夏季如何利用敷贴疗法治疗哮喘?

经历代中医学家的反复实践、反复研究,证明炎热夏季用中药穴位贴敷治疗冬天发作或容易发作的疾病疗效显著。临床多选用具有温通经络、温肺化痰、散寒去湿、通行气血、补养阳气、增强体质等作用的白芥子、元胡、甘遂、细辛等中药研成细末,取汁调成膏状,根据病情选取不同的穴位治疗哮喘,主要贴敷天突、膻中、肺俞等穴位。

贴敷疗法一般在夏季三伏天贴敷为最好。三伏是指初伏、中伏、末伏的合称,是一年中最炎热的时候。于三伏天各敷一次,连贴3年。病史较长或病情较为顽固者可适当增加贴敷次数,贴敷时间一般不超过24小时。

12. 哮喘病人冬季可以吃膏方吗?

哮喘病人可以根据自己的体质吃膏方。哮喘病人冬季服用膏方是很有帮助的,要看哮喘病人的体质,在遵循中医辨证施治的原则下服用膏方。有些病人的脾胃比较虚弱,经常拉肚子,胃口不好,容易疲倦,这类病人必须服用"开路方"。建议在服用膏方前1个月,在中医师指导下服用调理脾胃的汤药或中成药,如参苓白术散、六君子汤等。

　　此外,使用膏方的病人要注意,不能停止使用常规的治疗药物。一般来说,哮喘病人已具有某种特殊的体质,要改变体质非一日所能,膏方持久的药力虽然可以改变病变的体质,使机体逐渐向平衡的方向转化,最终消除或减少病理因素,但是膏方只是调理身体,一天只喝一小勺,不能完全代替药物。膏方一般是从冬至开始,九九天结束,一般2~3个月。

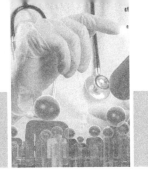

第二章
慢性阻塞性肺疾病

慢性阻塞性肺疾病(简称慢阻肺)是一种具有气流受限特征的疾病,气流受限不完全可逆,呈进行性发展,与肺部对有害气体或有害颗粒的异常炎症反应有关。慢阻肺主要累及肺脏,但也可引起全身(或肺外)的不良效应。慢阻肺与慢性支气管炎及肺气肿密切相关。慢性支气管炎又称"老慢支",是指支气管壁的慢性、非特异性炎症。临床诊断根据病人每年咳嗽、咳痰达3个月以上,连续2年以上,并排除其他已知原因的咳嗽,即可诊断为慢性支气管炎。

慢阻肺虽然不能"根治",但却可以通过调整个人的生活习惯及药物治疗使慢阻肺得到有效的控制。

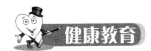

一、饮食指导

1. 慢阻肺病人为什么要注意营养调整?

通过及时调整能量的摄入和蛋白质的补充来避免体质的过度

下降,尤其是体瘦虚弱病人,满足机体的代谢消耗,保持能量的平衡,使体质达到或接近正常。纠正营养失衡可以提高机体免疫力,降低感染的发生率和疾病的恶化率。

2. 为什么要鼓励病人多进食能量密度较高的食物代替低能量密度的食品?

通常人的日常能量消耗主要是由碳水化合物和脂肪提供完成。在代谢过程中碳水化合物比脂肪产生更多的二氧化碳和消耗更多的氧,对通气储备功能较差的慢阻肺病人来说,势必增加通气负担。为保持相对稳定体质量的缓解期,慢阻肺病人推荐的饮食结构是低脂肪(不饱和脂肪为主)、高膳食纤维(主要指复合碳水化合物及新鲜果蔬),鼓励病人多进食能量密度较高的食物代替低能量密度的食品。另外,抗氧化剂维生素 C、维生素 E 等被认为可以保护肺免受大气污染所致的侵害。额外的补充对于改善病人呼吸系统的防御功能可能有效。

3. 对于慢阻肺病人,为什么需要进行食物种类的优化选择?

由于慢阻肺病人普遍存在食欲减退,厌食和恐惧进食心理,所以营养物质摄入的减少成为病人营养不良的直接原因。食物搭配不当,不合理的营养要素比例也使食物营养物质得不到很好地吸收利用。营养干预中保持食物种类的丰富多样性对于病人促进食欲,均衡饮食和平衡膳食都有益处。优化选择的目的是提高其营养成分的摄入效率。例如,Ω-3 多不饱和脂肪酸在鱼肉中比例甚高,新鲜果蔬中的高维生素含量及其高吸收率也被证实。临床上,可以有意识地合理安排调配病人经常摄取这部分食物,以利营养结构的平衡。

4. 出院后,慢阻肺病人饮食原则是什么?

饮食宜清淡,少吃辛辣食品,以软食物为主;少吃胀气及难以消化的食物(如油炸食品、豆类、碳酸饮料、啤酒、牛奶、洋葱、圆白菜、辣白菜、红辣椒、玉米等);少吃过甜及腌制食物、酱菜或罐头食品及海鲜,避免食用过冷、过热与生硬食物,因其可刺激气管引起阵发性咳嗽。多饮茶水,利于气道湿化、痰液容易咳出。戒烟、酒。平时应注意喝水,这样气道分泌物就不会过于黏稠,痰液易于排出。

5. 为什么慢阻肺病人不宜进食蛋白质过高或糖类(碳水化合物)比例过多的食品?

对于慢阻肺稳定期病人宜低碳水化合物、高蛋白质、高脂肪饮食,但对于病重出现呼吸困难者不宜进食蛋白质过高或糖类(碳水化合物)比例过多的食品,否则会加重呼吸困难,其原因是蛋白质食物过高,会刺激呼吸中枢兴奋,呼吸急促症状增加,而碳水化合物过高的食品可使体内二氧化碳产生增多,加速体内二氧化碳潴留,所以此时最好进食含脂肪比例高的食品,而且脂肪每克热量达9 kcal之多,对病人热量补充有利。

6. 俗话说:"一日三顿粥,郎中朝我哭",对慢阻肺病人适用吗?

不适用。慢阻肺病人因慢性疾病导致营养缺乏,故在日常指导中提倡少食多餐,制订出高能量、高蛋白质、高维生素的饮食计划。①控制碳水化合物的摄取,减少CO_2的生成,减轻呼吸负荷;②慢阻肺病人蛋白质分解亢进,故给予优质高蛋白质饮食,如老母鸡、虾、鱼、瘦猪肉等,每天摄入量为 1.2~1.5 g/kg(体重),促进正氮平衡;③稳定期慢阻肺病人脂肪供给可占总能量的 20%~30%。同时须注意饮食宜软烂,以易于消化吸收,避免餐前餐后过多饮水。

二、运动指导

1. 慢阻肺病人能做哪些运动帮助肺康复?

保证病人有充足的睡眠,加强锻炼,每天坚持 1~2 小时的必要户外活动,有氧运动等方法。锻炼方式有散步、太极拳、体操、上下楼、骑自行车等。开始运动5~10分钟,每天4~5次,适应后延长至20~30分钟,每天3~4次。其运动量由小至大逐渐增加,由慢至快,以身体耐受情况为度。

2. 慢阻肺病人出院后如何加强呼吸肌功能锻炼?

呼吸肌锻炼是慢阻肺病人稳定期进行康复的一个非常重要的内容。指导病人进行呼吸肌锻炼时,应根据病情循序渐进。呼吸肌功能锻炼主要包括缩唇呼吸、腹式呼吸、呼吸操等。

(1) 缩唇呼吸:病人用鼻吸气,然后通过半闭的口唇慢慢呼出,类似于吹口哨。尽量将气全部呼出,吸呼时间比为1:(2~3)。每天练习数次,渐趋自然。

(2) 腹式呼吸:练习时要注意放松全身肌群,特别是紧张的辅助呼吸肌群。消除紧张情绪,减少不必要的氧消耗。呼气时要使腹部下陷,吸气时要鼓腹。

(3) 将缩唇呼吸和腹式呼吸方法结合起来,通过锻炼使呼吸变得深慢,而深慢的呼吸可相对减少生理死腔量,增加潮气量和肺泡通气量,提高血气交换率,可使气促症状较快地消除或减轻。

(4) 全身性呼吸体操锻炼在腹式呼吸练习的基础上进行,即腹式和扩胸、弯腰、下蹲等动作结合在一起,起到进一步改善肺功能,增强体力的作用。

3. 如何进行有效的咳嗽锻炼?

指导病人出院后进行有效的咳嗽锻炼。方法:①身体向前倾斜,采用缩唇式呼吸方法做几次深呼吸,最后一次深呼吸后,张开嘴呼气期间用力咳嗽,同时顶住腹部肌肉。②做两次深呼吸后屏住气,用力自肺的深部发出,做两次短而有力的咳嗽。

4. 慢阻肺病人一动就喘,还能体育锻炼吗?

慢阻肺病人锻炼是肺康复中必不可少的一部分,能提高病人的心肺功能、提高生活质量。其体育锻炼原则:适宜运动、量力而行、循序渐进,以不感到疲劳为宜。①步行:鼓励病人每次坚持5～10分钟,每天4～5次,或者每天多走30秒或10 m。②骑自行车:先在健身房或康复中心的固定自行车上练起,若骑车时感觉呼吸短促,要马上停止并坐下休息。③打太极拳。④朗诵、歌唱、笑口常开也是一种轻松简单的锻炼。

5. 慢阻肺病人能参加外出旅行吗? 有哪些注意事项?

慢阻肺的病人由于肺泡换气功能不佳,导致氧气弥散障碍,血液中氧气较正常人下降。长途劳累会加剧氧气的消耗,造成抵抗力下降易再次感染发作;搭乘飞机时,由于外界环境空气逐渐稀薄会造成病人呼吸困难发生。一般来说不鼓励慢阻肺病人外出远游。对于短途活动,建议规划好行程,保证每天有充分休息时间,安排轻松参观活动,出发前也可考虑注射流感及肺炎疫苗。

三、用药指导

1. 出院后长期口服头孢类等抗生素能预防慢阻肺复发吗?

慢阻肺分为急性发作期和稳定期。急性发作期的病人往往需要住院补液,尤其是广谱抗生素广泛使用,给病人造成错觉,慢阻肺病人只要一有感染就用抗生素或出院后长期口服抗生素不停药。这样一来就造成广谱抗生素的失效,产生耐药菌并大量繁殖,同时抗生素的代谢和排泄过程中,药物在病人体内蓄积,对机体会造成一定的影响和损伤。所以,在慢阻肺稳定期不建议长期使用抗生素。

2. 为什么气促时喷万托林立刻见效,而舒立迭却没啥用,是否能够只用万托林?

慢阻肺吸入型药物按其成分分为3类:①β_2-受体激动剂:沙丁胺醇(短效),沙美特罗(长效);②抗胆碱药:异丙托溴胺(短效),噻托溴胺(长效);③吸入激素:布地奈德、氟替卡松。

万托林是一种短效的 β_2-受体激动剂,短效气雾剂作为急救药备用,稳定期病人一般不需使用。慢阻肺病情较重需要联用两种药物,舒立迭是长效 β_2-受体激动剂＋吸入型激素,建议病人规则吸入。病情较轻且肺功能较好的病人,可以单用噻托溴胺。

3. 含有激素的吸入剂,出院后觉得身体没有什么不舒服,可以不用吗?

慢阻肺病人出院后应遵医嘱继续服药。呼吸系统药物除常规的静脉、口服给药方式外,还可以吸入给药。与常规给药方式相比,吸入给药具有剂量小、吸收快、起效快等优点,故建议稳定期慢阻肺病人长期规范使用。不可随意增减剂量或停药。

4. 有合并症时,用药有什么禁忌吗?

慢阻肺的病人多为老年人,有较多合并症。大多数药物可以联合使用,如合并心血管疾病时可同时使用。如果合并青光眼、重度前列腺增生症时需慎用抗胆碱药(爱全乐、噻托溴胺)。

四、护理指导

1. 抽了几十年香烟,一下子戒了是否会生病?

不会。吸烟会导致我们呼吸道的直接刺激损伤和炎症反应,是诱发慢阻肺的一个重要原因,也可以造成咳嗽、咳痰的症状加剧,同时吸烟会加快肺功能恶化速度。一定要教育慢阻肺病人出院后应首先做到戒烟,戒烟困难者可采用药物干预的方法,使病人逐渐减少吸烟次数和吸烟量,最终达到戒烟的目的。在慢阻肺的治疗、护理中,戒烟是最有效和最重要的干预措施。

2. 什么样的慢阻肺病人需要长期家庭氧疗?

长期家庭氧疗可以降低肺动脉压,延缓肺心病进展,可以提高慢阻肺病人的生存率,提高运动耐力和生活质量,改善睡眠质量及心理精神状态。

但是，长期家庭氧疗也要有其适应证，病人动脉血气一旦发现 $PaO_2 \leqslant 55$ mmHg，或者 SaO_2（动脉血氧饱和度）$\leqslant 88\%$，两者满足其一；若病人 PaO_2 在 55～60 mmHg 之间，则要结合查体及辅助检查，明确是否有肺动脉高压、心力衰竭所致水肿、红细胞增多症等。如果有其中一项，也可开始长期氧疗。慢阻肺病人静息状态下 $PaO_2 > 59$ mmHg 或 $SaO_2 > 89\%$，一般无需氧疗。

3. 长期氧疗会造成氧气中毒或成瘾吗？

对于慢阻肺的病人，有条件的可进行家庭氧疗。长期家庭氧疗是一种有效缓解慢阻肺症状的方法。长期氧疗能纠正低氧血症，减少并发症，提高病人生活质量，延长慢阻肺病人的生存期，降低病死率。

需要说明的是，正确使用氧气不会中毒或成瘾。建议慢阻肺一旦符合适应证应立即给予长期家庭氧疗。

4. 痰咳不出，怎么办？能不能用吸痰管吸出？

长期持续的气道炎症造成黏膜杯状细胞分泌旺盛，分泌物增多，纤毛功能受损，排痰能力下降。很多病人觉得有痰咳不出，部分病人担心气道堵塞，拼命咳嗽，结果既影响自己及家人休息，又造成病人本身很大的精神、心理负担。建议慢阻肺病人学会正确有效的咳嗽、排痰方法：①有效咳嗽方法：首先要进行 5～6 次深呼吸，再深吸气后保持张口，然后浅咳一下将痰咳至咽喉部，再迅速将痰咳出，结合拍背效果更好；②协助排痰法：人工拍背排痰法，自下而上，由外向内；用咳痰机和振动排痰仪，同时辅以祛痰药物（如安溴索等）和雾化吸入湿化呼吸道。每天适量饮水，防止呼吸道痰栓形成。

用吸痰管经过口腔或鼻腔吸痰会造成黏膜损伤，也不能达到有效的吸痰效果，不建议使用（除不能自主咳痰的危重病人）。

5. 慢阻肺病人为什么会营养缺乏，人越来越瘦？

慢阻肺病人因为以下原因造成营养缺乏：①呼吸困难、慢性胃肠道瘀血、长期服用药物引起食物摄入不足；②长期缺氧、高碳酸血症、心功能不全，广谱抗生素造成肠道菌群失调，胃肠黏膜屏障受损，导致消化吸收功能障碍；③长期气道阻塞，肺顺应性下降，呼吸肌氧耗增加，机体处于高代谢状态；④内分泌改变、激素的应用，使蛋白质合成受抑。所以，慢阻肺是一种慢性、消耗性疾病，病人最终因热量和蛋白质消耗增多，而摄入不足会导致营养缺乏。

6. 慢阻肺病人如何预防感染？

慢阻肺病人反复感染会导致肺功能急剧恶化，同时慢阻肺是慢性消耗性疾病，机体本身属于感染的易感人群，所以预防感染较为困难。①注重环境：温度在22～24℃，湿度50%～60%。冬季注意保暖，避免直接吸入冷空气，夏季避免空调直吹，注意气候变化时及时增减衣物，防止感冒；②戒烟，避免被动吸烟，避免接触粉尘、烟雾；③加强耐寒锻炼、增强机体免疫力，增加户外活动时间，尽量延迟穿棉衣戴口罩的时间；④避免接触感染：避免去人多的地方，如超市、剧院等；⑤接种流感疫苗和肺炎疫苗：一些反复肺部感染的病人需每年接种一次流感疫苗，5年接种一次肺炎疫苗；⑥注意劳逸结合，避免过度劳累。

7. 慢阻肺稳定期出现什么症状时应该及时就诊？

慢阻肺病人如果出现：发热不退；和平时相比感到气急加重；和平时相比痰量增多；和平时相比痰的性质由白色黏液变成黄色脓液。以上均提示，可能发生了慢阻肺的急性加重，应引起重视，并及时就诊。

8. 病人在家出现咳嗽咳痰，怎么办？

保持室内空气新鲜、温湿度适宜，温度保持在18～22℃，湿度控制在50%～60%，减少环境的不良刺激，避免寒冷或干燥空气、烟尘、花粉及刺激性气体等。使病人保持舒适体位，咳嗽胸闷者取半卧位或半坐卧位，持续性咳嗽时可频饮温开水，以减轻咽喉部的刺激。每天清洁口腔 2 次,保持口腔卫生有助于预防口腔感染、增进食欲。密切观察咳嗽的性质、程度、持续时间、规律以及咳痰的颜色、性状、数量、气味,有无喘促、发绀等伴随症状。

加强气道湿化,痰液黏稠时多饮水,在心、肾功能正常的情况下,每天饮水 1 500 ml 以上。必要时遵医嘱行雾化吸入,痰液黏稠无力咳出者可行机械吸痰。协助翻身拍背,指导病人掌握有效咳嗽、咳痰、深呼吸的方法,正确留取痰标本,及时送检。按照医嘱给予止咳、祛痰药物,用药期间注意观察药物疗效及不良反应。

9. 病人在家出现喘息气短,怎么办?

保持房间安静、整洁、空气流通、温湿度适宜,避免灰尘、刺激性气味。密切观察生命体征变化,遵医嘱给予吸氧,一般给予鼻导管、低流量、低浓度持续给氧,1~2 L/min。可根据血气分析结果调整吸氧的方式和浓度,以免引起二氧化碳潴留。氧疗时间每天最好不少于 15 小时。根据喘息气短的程度及伴随症状,取适宜体位,如高枕卧位、半卧位或端坐位,必要时安置床上桌,以利病人休息;鼓励病人缓慢深呼吸,以减缓呼吸困难。密切观察病人喘息气短的程度、持续时间及有无短期突然加重的征象,评价缺氧的程度。观察有无皮肤红润、温暖多汗、球结膜充血、搏动性头痛、乏力、水肿等二氧化碳潴留及肺心病的表现。应立即就医诊治。

10. 病人在家出现发热如何护理?

对于体温 37.5℃以上者,每 6 小时测体温、脉搏、呼吸 1 次,体温 39.0℃以上者,每 4 小时测体温、脉搏、呼吸 1 次。可采用温水擦浴、冰袋等物理降温措施,病人出汗时,及时协助擦拭或更换衣服、被服,避免汗出当风。

11. 慢阻肺病人如果出现腹胀和不想吃饭,怎么办?

可能是由于反复使用抗生素等损伤脾胃功能,当调理脾胃功能,促进消化。服用胃黏膜保护剂也可能是肺源性心脏病的临床表现(往往伴有颈静脉怒张,心悸乏力,两下肢水肿,食欲缺乏,半卧位),要针对肺心病对症处理。此外,可以保持室内整洁、空气流通,避免刺激性气味,及时倾倒痰液,更换污染被褥、衣服,以促进病人食欲。咳痰后及时用温水或漱口液漱口,以保持口腔清洁,去除口腔异味。与病人有效沟通,积极开导,帮助其保持情绪稳定,避免不良情志刺激。鼓励病人多运动,以促进肠蠕动,减轻腹胀。病情较轻者鼓励下床活动,可每天散步20～30分钟,或打太极拳等。病情较重者指导其在床上进行翻身、四肢活动等主动运动,或予四肢被动运动,每天顺时针按摩腹部10～20分钟。

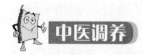

1. 中医对于慢阻肺是怎样认识的?

慢阻肺属于中医肺胀的范畴。该病是多种慢性肺系疾患反复发作,日久不愈导致肺气胀满、肺脾肾虚损。其主要病机为肺脾肾功能失调,气化失司,痰饮内阻。总属本虚标实而感受外邪是病情加重的原因。

2. 对于慢阻肺如何辨证调治?常用的中成药有哪些?

辨证为表寒里热,应当宣肺解表,清泄里热。方药选用麻杏石甘汤加减。对于痰热蕴肺,治以清肺化痰,方用桑白皮汤加减。中成药用复方鲜竹沥液等。痰浊阻肺,治以宣肺化痰降逆,方用二陈汤合三子养亲汤加减。中成药如二陈丸等。对于外寒内饮,水凌心肺,治以温阳利水。方用真武汤合葶苈大枣泻肺汤加减。中成药可静脉应用参附注射液等。肺脾气虚,治以补肺健脾,方用六君子汤合玉屏风散加减。针对脾肾阳虚,治以健脾益肾。方用金匮肾气丸汤剂加减,或可用中成药金匮肾气丸。

3. 出院后怎样用耳穴贴压、穴位贴敷和拔火罐辅助治疗慢阻肺病人？

根据病情需要，可选择耳穴。肺、气管、神门、皮质下等穴位进行耳穴贴压。穴位贴敷：遵医嘱穴位贴敷。三伏天时根据病情需要，可选择肺俞、膏肓、定喘、天突等穴位。拔火罐：遵医嘱拔火罐疗法，根据病情需要，可选择肺俞、膏肓、定喘、脾俞、肾俞等穴位。

4. 从中医来讲，为了减少咳嗽咳痰，有什么饮食要求？

饮食宜清淡、易消化，少食多餐，避免油腻、辛辣刺激及海腥发物。可适当食用化痰止咳的食疗法，如杏仁、梨、陈皮粥等。从中医来讲，由于病人平时黄痰或白黏痰多，体内有热象，因此"清补"为宜，可选食梨、莲心、大枣、萝卜、百合、白果、荸荠、木耳、核桃、山药、枇杷和蜂蜜等具有健脾补肾、养肺止咳、去痰平喘的食物或中药，或制成药粥，或熬成膏滋方。如面色苍白、气短气促、声音低、容易出汗感冒，或进食少、大便稀溏舌质淡边有齿印，属中医的肺脾气虚，可予山药、茯苓、苡仁、大枣、桂圆等食物健脾补肺；如平时面红口干、手心发热、夜间盗汗、动则气喘，属于阴虚，在饮食中多予百合、莲子、银耳、白萝卜、西瓜、梨、甘蔗等滋阴润肺的食物；如形寒肢冷、腰膝酸软、气喘无力、小便清长、舌质淡，属阳虚型，宜用温肾助阳之药膳，可用选食温热性食物，如狗肉、姜粥、桂圆红枣汤、猪肺羊肉汤、虫草、灵芝核桃膏等。

5. 慢阻肺病人如何进行辨证用"膳"？

慢阻肺缓解期可以分为肺虚型、肺脾虚型、肺脾肾虚型、肺肾阴虚型4型进行食疗。

(1) 肺虚型：呼吸气短，少气懒言自汗，恶风易感冒，声音嘶哑，咳嗽，痰黏或稀白，可以用黄芪 30 g、白术 15 g、防风 10 g，煎水当茶喝，可经常饮用；或姜汁牛脯糯米饭（牛肺 150 g，糯米适量，文火煮饭，饭熟加入生姜汁 15 ml 拌食）。

(2) 肺脾虚型：除肺虚型症状外，尚有恶心呕吐，纳呆少食，腹胀,便溏或大便秘结不通。治疗宜健脾益气补肺,可选用食疗方如风栗子瘦肉汤(风栗肉 250 g,猪瘦肉 200 g);人参汤(西洋参 10 g,橘皮、茶叶各 6 g,砂糖 15 g)、五味子汤等。

(3) 肺脾肾虚型:除肺脾虚型症状外,并见短气,呼多吸少,腰膝酸软或痛,眩晕耳鸣,足痿无力,尿少下肢水肿。可食用羊肉补骨脂汤(羊肉 250 g,补骨脂 15 g,红枣 5 枚,生姜 3 片。将羊肉洗干净,入开水中烫煮片刻,再用冰水漂洗多次,切成块,入锅加白酒、姜汁炒透,再放入锅内,加水入其他药,隔水炖熟服食);肾阳不足明显者可食用鹌鹑肉桂炖汤(鹌鹑 1 只去内脏,附子 5 g,肉桂 5 g,冰糖 20 g,共炖熟服)。

(4) 肺肾阴虚型:咳嗽时作,干咳少痰,或痰中带血,或伴喘息,咽干口燥,失眠盗汗,五心烦热,面色潮红或颧红,舌质红,苔少,脉细数弱。可食用石斛百合炖水鱼(石斛 15 g,百合 20 g,水鱼 1 只。将水鱼去肠脏洗净切块,与上药放炖盅内炖熟,调味,饮汤吃水鱼)、百合蜜饯(大百合 100 g,蜂蜜 150 g。共放在碗中,上笼蒸 1 小时,趁热调匀搅烂,封装备用。每天早晚以开水冲服 1 匙)。

第三章 肺结核

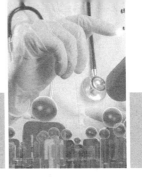

　　结核病是一种由结核分枝杆菌引起的慢性传染病。结核病可以发生在身体的任何部位，最常见的是肺结核。肺结核的主要症状是咳嗽、咳痰、痰中带血、伴有午后低热、胸痛、食欲缺乏、疲乏和消瘦等全身消耗性症状。过去把肺结核称为"痨病"。呼吸道是传播结核病的主要传播途径。

　　咳嗽及飞沫、痰液被易感人群吸入后致病。结核病不是遗传性疾病。它是一种慢性传染性疾病，可以造成家庭成员的相互传染而产生疾病播散。

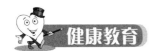

一、饮食指导

1. 肺结核病人的饮食原则是什么？

　　肺结核病人由于长期低热、消耗增多，以致蛋白质分解代谢显著加快，肝脏中所储备的蛋白质也会随之消耗，因而容易出现负氮平衡。病人表现为消瘦、抵抗力差等。肺结核病人应以高蛋白质、高维生素、高纤维素、高热量、低脂肪的饮食为主，尤其要注意忌口。合理的饮食既能保证肺结核病人康复的需要，又可避免因营养物质的过量摄入，增加肝脏负担。

（1）蛋白质是结核病灶修复的主要原料，结核病人必须食用高蛋白质饮食。富含蛋白质的食物有：①动物性食物：如瘦肉类，猪、牛、羊的肉、肝、腰子及鸡、鸭、鱼、虾、蟹、鸡蛋、鸭蛋等。②植物性食物：豆类，如黄豆、青豆、黑豆、豆腐、豆浆等；谷类，如米、面、玉米等；干果类，如花生、核桃、榛子、瓜子等。

（2）病人在疾病恢复期一般不限制碳水化合物的摄入，但脂肪的摄入不宜过多。

（3）病人体内往往缺乏维生素 C 和 B 族维生素，应大量补充之。各种新鲜蔬菜和水果中富含维生素 C，谷类、豆类、酵母、各种干果及坚果、动物内脏、瘦肉和蛋类中含有丰富的维生素 B_1；各种动物内脏、蛋类、奶类、豆类和绿色蔬菜、鳝鱼、虾、蟹中含有较为丰富的维生素 B_2。

（4）伴有失眠的病人，应多吃富含铁（铁食品）和铜的食物，如瘦肉、猪肝、蛋黄等。贝类食物不仅有利于睡眠，而且对肺结核的治疗有辅助功效。此外，每天睡前饮一杯蜂蜜水，能帮助病人较快地安然入睡。

（5）咯血的病人应进食富含维生素 C 的橘子、红枣、草莓等新鲜水果和蔬菜。但不宜吃酸味过浓的水果汁及辛辣、油炸及过热的食品，还要忌葱、蒜、韭菜，以免诱发咯血。

（6）当病情严重出现呼吸困难时，进食不当会加重症状，或引起呕吐。这类病人宜饮用无刺激性的饮料，尽量避免食用香、辣等调料，绝不能饮用含碳酸的饮料，以免二氧化碳产生过多，同时还要减少摄入含脂肪多的食物。

（7）食欲缺乏的病人，饮食应当有规律，定时定量，并在烹调方法和食品种类上按病人的喜好作适当的安排，如烹调食品时稍加些醋,或吃些清淡的凉拌菜等,可增加病人的食欲。

2. 肺结核病人的饮食禁忌有哪些?

在选取营养丰富的食物时,特别要注意忌口。据报道,结核病病人特别是服用异烟肼、利福平等抗结核药物时,常会引起食物中毒或食物过敏。

(1)肺结核病人应少吃菠菜:原因是菠菜富含草酸。草酸极易与人体内钙结合生成不溶性草酸钙,不能被吸收,造成人体缺钙,从而延缓病体痊愈。

(2)肺结核病人应忌吃鱼:结核病人在服异烟肼时忌吃无鳞鱼类和不新鲜的海鱼、淡水鱼。无鳞鱼类有金枪鱼、鱿鱼、沙丁鱼等。不新鲜的海鱼如带鱼、黄花鱼等。淡水鱼如鲤鱼等。异烟肼是一种单胺氧化酶抑制剂,而上述鱼类组织胺含量很高,因缺少大量有效的单胺氧化酶将其氧化,造成组织胺大量蓄积而引起头痛、头晕、恶心、荨麻疹样皮疹、呕吐、腹痛、腹泻、呼吸困难、血压升高,甚至引起高血压危象和脑出血,可致死亡。不但在服用异烟肼期间不能吃含组织胺高的鱼类,停药 2 周后,也要禁食这些鱼。食用其他鱼类在烹调时再加入适量山楂然后清蒸或红烧,或加醋,可降低组织胺含量。如果发生中毒反应,应迅速送往医院抢救。

(3)茄子:结核病病人在抗结核治疗中食茄子容易过敏。如颜面潮红、皮肤瘙痒、烦躁、全身红斑、胸闷等过敏反应。轻者可服抗过敏药物治疗,并不再吃茄子及其他同类食物,严重者应请医生抢救治疗。

(4)肺结核病人应禁牛奶及乳糖:口服利福平同时进食牛奶,一小时后药物吸收甚少。而空腹时服用后一小时血中药物浓度就可达高峰,故服用利福平,切勿同时进食牛奶等饮料,以防降低药物的吸收。服用异烟肼不宜食用乳糖及含糖的食品,因为乳糖能完全阻碍人体对异烟肼的吸收,使之不能发挥药效。

(5)应忌食菠萝、茶、豆浆、人参、狗肉、鹅肉、樱桃、砂仁、茴香、生姜、荔枝、龙眼、羊肉等,对于辛辣香燥之品,因其可助虚热炽盛,耗伤本已枯竭的肺之津液,理当禁用或慎重用。凡肺结核在短程化疗时,饮食可多选有滋阴退虚热的鳖、乌龟、黑鱼、鸡鸭、银耳等品。凡辛辣生痰助火的葱、韭、洋葱、辣椒、胡椒、姜、八角等品应不吃或少吃。对肺结核病人的饮食烹调也要注意方法,一般以蒸、煮、炖、氽等为佳,而煎、炸、爆、烩、炙、炒等法均不宜。

(6) 戒烟禁酒：肺结核病人必须戒烟,原因是吸烟会加重咳嗽、咳痰、咯血等症状,吸烟还会影响肺结核病变愈合,使已经静止的病变恶化。肺结核病人必须禁酒,因为抗结核药物大部分经肝脏代谢,并且对肝脏有不同程度的损害,饮酒会加重肝脏的负担,并有引起肺结核病人咯血的可能。

3. 结核病的不同疾病时期饮食原则有什么区别?

(1) 病灶活动期：病人多有结核中毒症状,消化功能较差,食欲减退,这时要加强病人饮食的调理。要结合病人的口味提供清淡、可口、营养丰富、容易消化的食物,以提高病人的食欲。

(2) 疾病恢复期：病人的食欲已经恢复,活动量逐渐增加,必须补充足够的营养以加速疾病的康复。要加倍补偿高热量、高蛋白质、高维生素的食品。

(3) 病重期间：病人的食欲一般较差,身体所需的营养和热量都很高。要想方设法地改善病人口味以提高食欲。饮食必须做到多样化,讲究科学的烹调方法,使饭菜的色、香、味、形俱佳,来刺激病人的食欲。

二、运动指导

肺结核病人出院后运动指导有哪些?

肺结核为慢性消耗性疾病,合理休息和活动会对肺结核病人的康复起到协助作用。有结核中毒症状,如低热、乏力、食欲减退、盗汗等应卧床休息；轻症病人在坚持化疗的同时可进行正常工作，但应避免劳累和重体力劳动，保证充足的睡眠和休息；无症状期可进行适宜户外活动，恢复期可进行适当的身体锻炼，如散步、打太极拳等。根据身体素质选择合适的运动方式，一定要循序渐进，量力而行。要重视运动中和运动后的感觉，若出现胸闷、呼吸困难，应立即停止运动，静坐或平卧休息。

三、用药指导

1. 肺结核病治得好吗？

肺结核病如果能坚持用药治疗6～8个月，是可以治好的；但如果不坚持用药，就不能治愈或变成耐药的病人，很难再完全治好。

2. 肺结核症状消失后可以早点停药吗？

不能。未坚持规律（间断及中断）化疗、未完成规定疗程（提前终止治疗）和化疗方案的都属于不合理化疗。不合理化疗的治疗失败率高，复发率也高，同时极容易使细菌对抗结核药物产生耐药性，再度治疗时对现有的抗结核病药品不敏感，治疗效果很差，成为久治不愈的慢性传染源，还可能将这种具有抗药性的耐药结核菌传播给家人等密切接触者，给社会带来一定的危害，治疗费用可几十倍、上百倍的增加，加重经济负担。因此不合理化疗的危害是十分严重的。

3. 结核病病人治疗期间应注意什么？

结核病病人一经确诊要尽早开始正规治疗。治疗期间不能轻易自行停药、调换药，如出现头晕、耳鸣、腹胀、胃部不适、恶心、视物模糊、色觉障碍或其他眼部不适等症状，应立即到结核病防治所就诊，请医生辨别是否为药物不良反应，并及时做相应处理。治疗期间还应遵医嘱按时送痰、复查，以及时调整治疗方案，帮助病人

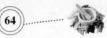

更好地完成治疗。如症状未减轻甚至加重也要及时就诊,以进一步鉴别诊断是否患有其他疾病或耐药结核病的可能,避免延误病情。

4. 服药后会出现哪些不良反应?如何处理?

治疗结核病意味着要长期服药(6~8个月,耐药病人则需要更长的时间)。服药后可能会引起胃肠道不适,轻者有恶心、厌食;重者则引起剧烈呕吐。消化道反应剧烈者,服药前可进食少量食物。服用利福平后尿液变红为正常现象。如果觉得自己的身体无法耐受所有的抗结核药,或者一次性吞服这么多的抗结核药有困难的话,可以:①分开几次吞服;②用水或酸奶一起送服;③如果一次性吞服这么多药觉得恶心或呕吐的话,一定要告诉医生。如果药物吸收不好,会影响治疗的效果。

5. 结核病治好后还会传染给别人吗?

不会传染给别人。传染性肺结核一般接受治疗2~3周后,痰内结核菌迅速减少或消失,对周围人群的传染性大大降低。如果按照规定的治疗方案和疗程治好后,痰中查不到结核杆菌,就更不会有传染性了。治愈后可以与健康人同样工作、生活及学习。

6. 肺结核服药后还会复发吗?

当病人完成治疗停止服药后,可能会担心结核病复发。病人需要到门诊进行常规体检,医生可能让病人进行胸片检查和痰涂片检查以确定是否会复发结核。和很多人一样,病人可能会经常感冒,此时不要轻易断定自己复发结核病,但要关注自己的身体,如果有疑似结核病的症状,请及时就医,作痰涂片检查。按照标准的化疗方案,规律治疗,完成规定疗程后,95%以上可以达到痰菌阴转而治愈。经观察2年的复发率在2%左右,涂阴肺结核病人治愈后的复发率更低。但由于复发仍然是结核病特征之一,所以停药后应进行适当锻炼、加强营养,积极治疗糖尿病、矽肺和慢阻肺等并发症,避免劳累、受凉、感冒,有症状及时随诊是防止复发的有效措施。

四、护理指导

1. 为什么要作痰液检查？如何正确留取痰标本？

当怀疑有肺结核就诊时，首先要进行胸部透视，医生若发现肺内有异常阴影，就会给病人作痰液检查。痰内一旦发现结核分枝杆菌，肺结核的诊断便可确定，查痰是诊断肺结核、发现传染源最准确的方法。另外，病人在治疗过程中医生也会要求定期查痰，用以考核和评价治疗效果。痰菌阳性病人疗程结束后，连续3次查痰阴性为肺结核治愈。

查痰如此重要，因此还应掌握正确的留痰方法，否则将会直接影响痰检结果。正确的留痰方法是，在留痰之前先用清水漱口数次，以清除口腔内的食物残渣及部分杂菌。留取的痰应是用力咳嗽后自气管内咳出的痰，然后盛于痰盒内送检。不要将唾液或鼻涕吐入痰盒，以免影响查痰结果。初次就诊需查痰者，医生要求送3个痰标本：①即时痰：就诊当时咳出的痰，②夜间痰：前一天晚间咳出的痰，③清晨痰：起床后深咳吐出的痰，其中以清晨第一次咳出的痰效果最好。

2. 患了肺结核如何调整心态？

肺结核病人常担心疾病治不好、担心复发、担心工作前途、担心被人歧视、担心名誉受损、担心为治病而承受的经济负担，常出现抑郁症状和绝望感，对生活不感兴趣、消极多疑、恐惧、悲观等。此时，需要保持乐观的心态，不要有悲观情绪，作好坚持服药的心理准备。告诉病人在治疗和生活方式上应有积极向上的心态，增强战胜疾病的信心，使病人处于良好的心理状态，提高病人的生活质量。

3. 肺结核病人怎样对待优生优育？

利福平、链霉素等抗结核药物都不宜在怀孕期间应用，育龄妇女如果患了肺结核病应暂时避孕。当孕妇患有严重的肺结核时,胎儿可能会发生缺氧与营养不良,导致发育不良或死胎;重症肺结核病人如果妊娠,应劝其进行人工流产,产后要尽快恢复体力,并继续加强结核病的治疗。通常抗结核治疗完成后,在医生的指导下,可以正常妊娠。育龄妇女在服用抗结核药期间应该避免怀孕。

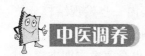

1. 肺结核病人的辨证调养方式有哪些?

中医治疗肺结核着眼于从整体上辨证论治,针对病人不同体质和疾病的不同阶段,采取与之相适应的治疗方法,目前临床多结合抗结核西药治疗,可以收到标本兼顾,恢复健康的结果。

(1) 肺阴亏虚:症状:干咳,咳声短促,或咯少量黏痰,或痰中带血丝或血点,血色鲜红,胸部隐隐闷痛,午后手足心热,皮肤干灼,口干咽燥,或有轻微盗汗,舌边尖红苔薄,脉细或细数。治法:滋阴润肺,杀菌止咳。方药:月华丸。推荐食疗方:银耳冰糖羹:银耳10 g,冰糖20 g。功效:滋阴润燥,化痰止咳。适用于肺阴不足所致的干咳少痰,不易咳出,痰中带血等症。

(2) 阴虚火旺:症状:呛咳气急,痰少质黏,或吐稠黄痰,量多,时时咯血,血色鲜红,午后潮热,骨蒸,五心烦热,颧红,盗汗量多,口渴,心烦,失眠,性情急躁易怒,或胸胁掣痛,男子可见遗精,女子月经不调,形体日渐消瘦,舌红而干,苔薄黄或剥,脉细数。治法:滋阴降火。方药:百合固金汤。推荐食疗方:沙百鸭汤:北沙参50 g,百合30 g,肥鸭肉200 g,葱、姜、精盐各适量。功效:滋阴清热,润肺止咳。适用于阴虚火旺所致的咳嗽,痰中带血等症。可用作肺结核阴虚证候明显病人平时食疗之品。

(3) 气阴耗伤:症状:咳嗽无力,气短声低,咳痰清稀色白,偶或痰中夹血,或咯血,血色淡红,午后潮热,伴有畏风,怕冷,自汗与盗汗并见,面色㿠白,颧红,纳少神疲,便溏,舌质嫩红,或舌淡有齿印,苔薄,脉细弱而数。治法:益气养阴。方药:保真汤。荐食疗方:虫草米粥:冬虫夏虫 10 g,瘦猪肉 50 g,小米 100 g。功效:补虚损,益精气,润肺,补肾。适用于肺肾阴虚,虚喘,结核痨嗽,咯血,自汗盗汗,病后久虚不复等症。

(4) 阴阳两虚:症状:咳逆喘息少气,咳痰色白,或夹血丝,血色暗淡,潮热,自汗,盗汗,声嘶或失音,面浮肢肿,心慌,唇紫,肢冷,形寒,或见五更泄泻,口舌生糜,大肉尽脱,男子滑精、阳痿,女子经少、经闭,舌质淡或光嫩少津,脉微细而数,或虚大无力。治法:滋阴补阳。方药:补天大造丸。推荐食疗方:蜜饯双仁:炒甜杏仁、炒核桃仁各 250 g,蜂蜜 500 g。功效补肾益肺,止咳平喘,润燥。适用于肺肾两虚型久喘,久喘等症。

2. 肺结核病人可使用什么穴位按摩?

按摩治疗以补虚培元,治肺结核杀菌。①肺阴亏虚病人坐位,施术者以一手扶头,另一手置病人背部施以按揉,再以拇指点按肺俞、结核、百劳穴。嘱病人俯卧位,施术者于病人背部循背俞施搓运夹法,同时点按心俞、膏肓穴。②嘱病人仰卧,施术者一手握腕部,另一手点按内关、太渊等穴。

3. 肺结核病人有哪些适合的饮食药膳?

(1) 羊髓生地羹

原料:羊脊髓、蜂蜜各 50 g,生地 10 g,熟羊脂油 15 g,黄酒 25 g,生姜丝、精盐各少许。

制法:先将羊脊髓、生地一同放入锅内,加水煮汤至熟透,捞去药渣,再加入熟羊脂油、精盐、生姜丝、黄酒、蜂蜜等,加热至沸即成。

功效:滋阴清热,止咳化痰。适用于肺结核之低热、咳嗽、咳痰等症。一顿或分顿食用。

(2) 银耳鸽蛋羹

原料:银耳 2 g,冰糖 20 g,鸽蛋 1 只。

制法:先将银耳用清水浸泡 20 分钟后揉碎,加水 400 g,用武火煮沸后加入冰糖,文火炖烂;然后将鸽蛋打开,用文火蒸 3 分钟,再放入炖烂的银耳羹中,煮沸即成。饮汤吃银耳和鸽蛋。

功效:养阴润肺,益胃生津。适用于肺结核干咳。

(3) 骨皮老鸭汤

原料:老鸭 1 只,地骨皮 20 g,生姜 3 片,调料适量。

制法:将老鸭去毛杂,洗净,切块;余药布包,同入锅中,加清水适量同煮至老鸭熟后去药包,调味服食。

功效:可滋阴润肺,凉血止咳,适用于肺结核肺阴亏损,干咳,咳声短促,痰中有时带血,手足心热等。

第四章
社区获得性肺炎

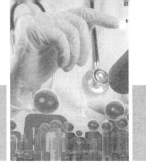

社区获得性肺炎指在医院外所患的感染性肺实质炎症。主要临床症状是咳嗽、伴或不伴咳痰和胸痛,前驱症状主要有鼻炎样症状或上呼吸道感染的症状,如鼻塞、鼻流清涕、打喷嚏、咽干、咽痛、咽部异物感、声音嘶哑、头痛、头昏、眼睛热胀、流泪及轻度咳嗽等。

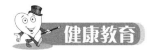

一、饮食指导

1. 患了肺炎,饮食怎么调理?

饮食以高热量、高蛋白质和高维生素为宜,并补充适量无机盐,同时避免摄入过多碳水化合物及易产气食物。多吃绿叶蔬菜及水果,食物烹饪以蒸、煮为宜,食物宜软烂,以利于消化吸收,同时忌辛辣、肥腻、过甜、过咸及煎炸之品。

2. 肺炎病人为什么禁忌生冷食物、发物?

生冷食物一般对人的胃肠刺激较大,所以应该少吃。肺炎病人抵抗力差,其中特别是间质性肺炎病人,有部分属于过敏体质,

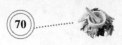

常因吃了鱼、虾、蟹等海鲜类的食品而诱发咳、喘加重,所以病人应该根据自己的体质合理忌口。

3. 油腻、油炸食物对肺炎病人有什么影响?

肺炎属急性热病,消耗人体正气,影响脏腑功能,易于导致消化功能降低,脾胃功能不好,食物应以高营养、清淡、易消化为宜,不要吃大鱼、大肉、过于油腻之品,不利于消化吸收。油腻之品大多性属温热,可以生内热,湿滞为痰,不利于肺气的早日康复。油炸食物易生痰,容易导致热助邪胜,邪热郁内而不达,可酿成痰热上犯于肺,从而加重病情。

4. 肺炎病人为什么不能食用过辣、过咸食物?

辛辣食品性质温热,易化热伤津,易生痰,而肺炎又属热病,两热相加,加重病人的咳嗽、咳痰症状,加重病情。肺炎病人在膳食中不应过咸或加入辣椒、胡椒、芥末、川椒等调味品。酒也属辛热之品,刺激咽喉及气管,引起局部充血水肿,肺炎病人应禁用。

5. 肺炎病人如何选择水果?

水果要适量也要选择品种,不宜吃干温水果,如桃、杏、李子、橘子等,以免助热生痰。一旦寒凉性质的水果吃得过量,可损害到脾胃的阳气,有碍运化功能,不利于疾病的康复。

6. 肺炎病人如何摄入蛋白质?

供给肺炎病人充足的营养,特别是热量和优质蛋白质,以补充机体的消耗。优质蛋白质可选用牛奶、鸡蛋、豆制品、瘦肉等,总量每天 50～60 g 为宜。

二、运动指导

1. 患了肺炎可以外出活动吗?

由于肺炎后导致气道高反应性,急性期应避免户外活动。一旦遇到外部刺激或冷空气就可导致咳嗽,因此外出时宜佩戴口罩。

2. 肺炎病人生活起居有什么注意事项?

(1) 保持室内空气新鲜流通,温、湿度适宜。指导病人戒烟,室内勿放鲜花等可能引起过敏的物品,避免花粉及刺激性气体的吸入。

(2) 在寒冷季节或气候转变时,及时增减衣物,勿汗出当风,在呼吸道传染病流行期间,尽量避免去人群密集的公共场所,避免感受外邪诱发或加重病情。

(3) 劳逸结合,起居有常,保证充分的休息和睡眠。

3. 肺炎会传染吗? 居家治疗需要注意什么?

肺炎不属于传染病,它是一个感染性疾病,是由于机体感染细菌或病毒及抵抗力降低后引起的,所以病人除了要抗感染治疗以外,加强营养以及保暖,充分休息也很重要;保持室内空气清新流通。

三、用药指导

1. 肺炎治疗使用的抗生素是越贵越高档越好吗?

每种抗生素都有自身的特性,优势劣势各不相同。一般要因病、因人选择,同时兼顾细菌学特征,坚持个体化给药。例如,红霉素是老牌抗生素,价格很便宜,对于军团菌和支原体感染的肺炎具有相当好的疗效,而价格非常高的碳青霉烯类的抗生素和三代头孢菌素对付这些病就不如红霉素,所以并非越贵越新越好。

2. 肺炎时同时使用两种抗生素是否可以避免病情加重?

对于年轻的肺炎病人,若无基础疾病和并发症,一般来说不提倡联合使用两种或以上抗生素。因为联合用药有时不能增加疗效反而增加不良反应、耐药、菌群失调(继发真菌感染),所以为避免不良反应发生率,能用一种抗生素解决的问题绝不应用两种。

3. "是药三分毒",抗生素可否少用点或症状缓解马上就停?

不可以。抗生素的使用有一个周期,一般连续运用7天左右,或热退后继续用3天,停药过早会导致用药不足效果不佳,同时残余细菌再度繁殖致病。一旦见效就停药,症状复发再次用药,如此反反复复,相当于增加了药物对细菌的自然选择时间,也会使细菌对这种药物产生抗药性。

4. 昨天更换了抗生素,今天仍有发热,还可以再更换吗?

抗生素发挥功效的前提是,药物在血液里的浓度,即血药浓度达到有效的水平,因此,立竿见影的效果虽然不少见,但指望输液后总能药到病除也不切实际。如果抗生素疗效不明显,先要考虑用药时间是否足够。提早换药,无助于病情的好转,且会造成细菌对多种抗生素产生耐药性。一般建议更换抗生素后观察体温和其他呼吸道症状,3天后再做重新评估由医生决定是否需要再次更换抗生素。

5. 肺炎要怎么咳嗽?

要有效咳嗽,尽可能采用坐位,先进行深而慢的腹式呼吸5~6次,然后深吸气至膈肌完全下降,屏气3~5秒,继而缩唇,缓慢地经口将肺内气体呼出,再深吸一口气屏气3~5秒,身体前倾,从胸腔进行2~3次短促有力的咳嗽,咳嗽时同时收缩腹肌,或用手按压上腹部,帮助痰液咳出。注意:①不宜在空腹、饱餐时进行,宜在饭后1~2小时进行为宜;②有效咳嗽时,可让病人怀抱枕头。

6. 肺炎咳嗽可以用镇咳药吗?

咳嗽实际上也是机体的一种自我保护机制,能将呼吸道异物或分泌液等垃圾排出体外,咳嗽分为无痰干咳和有痰咳嗽。

对于无痰干咳来说,用镇咳药确实可以起到好的作用,但早期不宜使用镇咳药。如果有痰液,镇咳药就会造成痰液不易排出,大量细菌繁殖会导致炎症恶化或迁延不愈,痰液潴留在呼吸道引起呼吸阻塞,甚至造成呼吸困难。所以,有痰尤其是痰浓稠病人应促使痰液排出,用药则应使用化痰类的药物,如复方甘草合剂或沐舒坦等;如果有感染,还应使用相应的抗菌药,否则不杀灭致病菌,只镇咳也无济于事。此外,有些中枢性的镇咳药有一定成瘾性,如含可待因的镇咳糖浆等,长期或反复使用可产生成瘾性或耐受性,不可盲目服用。

7. 老年人患了肺炎后应注意什么?

老年人肺炎是老年人死亡的重要原因之一,因为老年人肺炎具有以下特点:早期临床症状常不典型,炎症反应较轻,甚至不发热,影响诊断时机,推迟了恰当给药时间,延误治疗最佳机会;同时伴有其他疾病,造成治疗困难,常多为混合感染。基于老年人肺炎的特点,家人应密切观察他们的健康状态,一旦出现精神萎靡不振、食欲欠佳、呼吸困难、轻微发热等应到医院进一步检查。应注意:食物以高能量、高蛋白质、高维生素为主,不能口服者可给以鼻饲;注意补液速度不要过快,以免引起心衰。

四、护理指导

1. 患了肺炎,还在发热,需要什么护理?

(1) 卧床休息,保持室内清洁通风。

(2) 多喝水,吃清淡、易消化流质或半流质,不吃油腻刺激食物。

(3) 出汗明显时,及时更换衣裤、床单等,注意保暖。

(4) 采用温水擦浴、冰袋等物理降温措施,体温>38.5℃时,可给予冰贴或用酒精擦拭大动脉处物理降温,或适当给以退热药物;体温 37.5℃以上者,每 6 小时测体温 1 次,体温 39.0℃以上者,每 4 小时测体温 1 次。

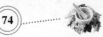

(5) 病人因发热,常易出现焦虑、抑郁等情绪,了解其心理状态,及时予以心理疏导。

(6) 饮食以清淡、易消化、富营养为原则。多食新鲜水果和蔬菜,进食清热生津之品,如苦瓜、冬瓜、绿豆、荸荠等,忌煎炸、肥腻、辛辣之品。

2. 患了肺炎,还有咳嗽咳痰,需要什么护理?

(1) 保持病室空气新鲜,温、湿度适宜,减少环境的不良刺激,避免寒冷或干燥空气、烟尘、花粉及刺激性气体等。

(2) 使病人保持舒适体位,咳嗽胸闷者取半卧位或半坐卧位,持续性咳嗽时,可频饮温开水,以减轻咽喉部的刺激。

(3) 每天清洁口腔2次,保持口腔卫生,有助于预防口腔感染、增进食欲。

(4) 遵医嘱给予止咳、祛痰药物,协助翻身拍背,加强气道湿化,痰液黏稠时多饮水。

(5) 饮食宜清淡、易消化,少食多餐,避免油腻、辛辣刺激及海腥发物。可适当食用化痰止咳的食疗方,如杏仁、梨、陈皮粥等。

3. 患了肺炎后一直吃不下,腹胀纳呆,需要什么护理?

(1) 饮食宜清淡易消化,忌肥甘厚味、甜腻之品,正餐进食量不足时,可安排少量多餐,避免在餐前和进餐时过多饮水,避免豆类、芋头、红薯等产气食物的摄入。

(2) 保持口腔清洁,去除口腔异味,咳痰后及时用温水或漱口液漱口。

(3) 与病人有效沟通,积极开导,帮助其保持情绪稳定,避免不良情志刺激。

(4) 鼓励病人多运动,以促进肠蠕动,减轻腹胀。病情较轻者鼓励下床活动,可每天散步20~30分钟,或打太极拳等。病情较重者指导其在床上进行翻身、四肢活动等主动运动,或予四肢被动运动,每天顺时针按摩腹部10~20分钟。

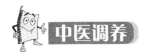

1. 肺炎怎么进行辨证调养?

(1) 风热犯肺证:可见身热无汗或少汗,微恶风寒,咳嗽痰少,头痛,口微渴。舌边尖红,苔薄白,脉浮数。宜进食疏风清热、宣肺化痰的食物,如金银花茶。推荐食疗方有:①鱼腥草芦根汤:鱼腥草30 g,芦根30 g,红枣12 g。以上加水煮30分钟饮用。②糖杏梨:梨1个,杏仁10 g,冰糖12 g。将梨去皮、核,加杏仁及冰糖,隔水蒸20分钟食用。

(2) 痰热壅肺证:身热烦渴,汗出,咳嗽气粗,咳痰色黄或痰中带血,胸闷,胸痛,口渴喜饮。舌红,苔黄或黄腻,脉洪数或滑数。推荐口服中成药连花清瘟胶囊:具有清瘟解毒、宣肺泄热的功效。宜进食清肺化痰、理气止咳的食物,如雪梨银耳百合汤等。

(3) 肺胃热盛证:可见身热,午后为甚,心烦懊恼,口渴多饮,咳嗽痰黄,腹胀便秘,舌红,苔黄或灰黑而糙,脉滑数。肺胃热盛证:宜进食泻肺泻热、清胃通腑的食物,如杏仁粥、白果煲鸡等。

(4) 痰浊阻肺证:可见身咳嗽痰多,咳声重浊,晨起为甚,痰色白或带灰色,质黏腻或稠厚,伴胸闷气憋,腹胀,食少,大便时溏,舌淡白,苔白腻,脉濡滑。宜进食燥湿化痰,理气止咳的药物,推荐口服中成药橘红痰咳液:具有理气化痰、润肺止咳的功效。

(5) 气阴两虚证:可见身热渐退,干咳痰少而黏,自汗神倦,纳少口干。舌红,少苔,脉细或数。宜进食清肺泄热、益气养阴的食物,如金银花茶、麦冬茶、人参等。

2. 肺炎病人有什么自我保健法?

(1) 叩齿保健:指导病人叩齿,每天早晚各一次,每次3分钟左右。叩齿时可用双手指有节律地搓双侧耳孔,提拉双耳廓直到发热为止。

(2) 抹胸拍肺：两手交替由一侧肩部由上至下呈斜线抹至另一侧肋下角部，各重复 10 次。两手自两侧肺尖部开始沿胸廓自上而下拍打各 10 次。注意事项：拍肺力度适中。

(3) 胸部叩击：病人侧卧位或在他人协助下取坐位，叩击者两手手指弯曲并拢，使掌侧呈杯状，以手腕力量，从肺底自下而上、由外向内、迅速而有节律地叩击胸壁。每一肺叶叩击 1~3 分钟，每分钟叩击 120~180 次，叩击时发出一种空而深的拍击音则表明叩击手法正确。注意事项：①叩击前听诊评估；②用单层薄布覆盖叩击部位；③叩击时避开乳房、心脏、骨突部位及衣服拉链、纽扣等处；④叩击力量应适中，宜在餐后 2 小时至餐前 30 分钟完成。

3. 发热、咳嗽咳痰、腹胀纳呆时可使用什么穴位保健疗法？

感受外邪引起的发热，可使用刮痧疗法，可选择大椎、风池、肺俞、脾俞等穴位。咳嗽咳痰时，根据病情需要，可选择拔罐疗法，在肺俞、膏肓、定喘、脾俞、肾俞等穴位。腹胀纳呆时，根据病情需要，可选择穴位按摩，选择足三里、中脘、内关等穴位。

4. 肺炎病人可以吃哪些饮食药膳？

(1) 瘦肉白菜汤

原料：瘦肉、大白菜心各 100 g，姜、蒜、盐、味精、鸡油少许。

制作：瘦肉切丝，白菜洗净、切丝，放入沸水中，刚熟时捞出，放清水漂净，滤干水分待用；锅置于旺火上，下鸡油烧五成熟，放入蒜，炒金黄色，再加瘦肉合炒，加入细盐，入汤煮熟，再加白菜心煮沸，放入味精即可食用。

(2) 兔肉蘑菇丝

原料：熟兔肉 100 g，蘑菇 50 g，葱白 25 g，辣椒油、酱油、醋、白糖、香油、芝麻酱、花椒粉、味精适量。

制作：将熟兔肉、葱白分别切丝，蘑菇煮熟。葱、蘑菇垫底，兔丝盖面，盛入盘内。用酱油把芝麻酱分次调散，香油调匀成味汁，淋于兔丝上即可食用。

(3) 芹菜熘鲤鱼

原料：鲤鱼 250 g，鲜芹菜 50 g，淀粉、姜丝、蒜丝、酱油、白糖、醋、精盐、味精、黄酒、泡酸辣椒、菜油适量。

制作：将鲤鱼切成丝，芹菜切段，把酱油、白糖、醋、味精、黄酒、盐、淀粉，上汤调成汁。炒锅置旺火上，下油烧至 5 成热，芹菜段炒出香味，而后烹入芡汁，放入亮油，起锅即可。

>>> 第三篇

心血管疾病

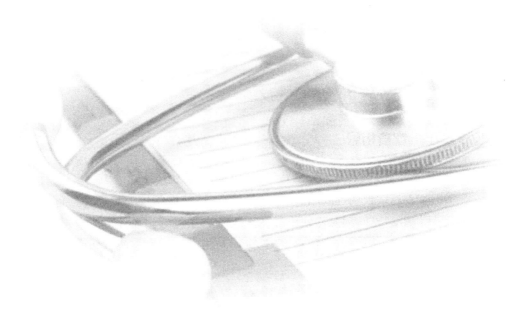

第一章
冠状动脉性心脏病

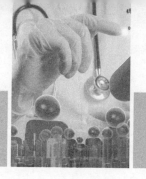

冠状动脉粥样硬化性心脏病指冠状动脉由于脂质代谢不正常,血液中的脂质沉着在原本光滑的动脉内膜上,在动脉内膜一些类似粥样的脂类物质堆积而成白色斑块使冠状动脉管腔狭窄或阻塞,导致心肌缺血、缺氧而引起的心脏病,它与冠状动脉痉挛一起,统称为冠状动脉性心脏病,简称冠心病。

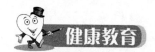

一、饮食指导

1. 冠心病病人为什么要少吃高脂肪、高热量食物?

若连续长期进高脂肪、高热量饮食,可使血脂进一步增高,血液黏稠度增加,动脉样硬化斑块容易形成,最终导致血栓形成或复发。肥肉、动物内脏、鱼卵、花生等含油脂多、胆固醇高的食物应少食;全脂乳、奶油、蛋黄、黄油、猪油、牛油、羊油、椰子油等应忌用或少用;不宜采用油炸、煎炒、烧烤烹调。

2. 冠心病病人为什么应少摄入蛋白质?

事实上,蛋白质不易消化,容易增加心脏的负担。所以,摄入蛋白质应适量,每天食物中蛋白质的含量以每千克体重不超过 1 g 为宜,牛奶、酸奶、鱼类和豆制品对防治冠心病有利。

3. 冠心病病人为什么不宜食用生、冷、辛辣刺激性食物?

生冷食物易伤胃,不利于食物消化吸收,如白酒、麻椒、麻辣火锅等。热性食物如浓茶、羊、狗肉等也不宜于冠心病人食用,有助痰生瘀之弊,会损伤血管,对冠心病不利。

4. 有冠心病的人为什么要避免吃得过饱?

冠状动脉狭窄的病人当胃扩张后,会引起血压增高,心肌耗氧量增多。所以,冠心病病人,要避免暴饮暴食。

另外,吃饭过饱也是老年冠心病人要避免的导火索。据不完全统计,许多的心脑血管病突发者是在饱餐后发生的。在正常情况下,胃肠道的血管极其丰富,进食后,因消化与吸收的需要,心脏必须输出大量血液供给胃肠。这样一来增加了心脏的负担,又使心脏自身的血液循环处于相对缺血状态,提高冠心病突发的可能。

二、运动指导

1. 冠心病病人适宜做哪些运动?

冠心病病人的运动方式以有氧训练为主,包括步行、骑车、打门球、打乒乓球等。有节律的舞蹈、太极拳等也是合适的运动方式。

2. 如何判断冠心病病人达到了合适运动量?

合适运动量的标志是:早晨起床时感觉舒适,无疲劳感。判断运动强度是否合适最简单的方式是:运动时稍出汗,轻度呼吸加快但不影响对话。运动时间是指每次达到训练强度的时间,一般为 10～30 分钟。训练频率是指每周训练的次数,一般每周锻炼

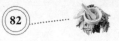

3～5次就可以了。

3. 冠心病病人在什么时间运动比较合适？

要避开"高峰期"，将运动时间安排在下午或晚上。"高峰期"是指上午6:00～9:00，该时段为冠心病的高发期。因为经过一夜的睡眠，既没喝水又没活动，血液在血管里变得浓稠，血流速度过于缓慢，容易加重血栓的形成。

研究表明，在上午6:00～9:00，由于人的交感神经活性较高，容易出现心律失常。所以，最好将锻炼安排在下午或晚上，做些简单的活动，如慢走、慢跑、打太极拳等。

4. 冠心病病人外出旅游应该注意什么？

冠心病病人的外出旅游应根据心脏功能选择。心功能Ⅱ级者，不可远游，尤其避免爬山、游泳等剧烈活动。心功能Ⅲ级者，只能在室内或住地周围的风景区进行活动。心肌梗死后康复期的病人，3个月内不能做长途旅游。此外，旅游前应到医院做一次全面检查。根据医生意见，确定自己能否长途旅游和旅游活动范围。旅游时要有人陪同并带有病情摘要、近期心电图和一般急救药，如硝酸甘油片、速效救心丸、维拉帕米、地西泮(安定)和地高辛等药。

同时要随身带上茶苯海明、地西泮和小檗碱等药，以防治晕车及肠胃炎。一旦发病，应及早就医，切勿拖延。

三、治疗指导

1. 出院后症状稳定或消失，可以停止使用药物吗？

冠心病是需要长期坚持用药的，病人用药不可随意而为，否则病情随时都可能发生变化甚至加重。有一部分冠心病病人在胸闷、憋气等症状时用药很准时，一旦病情有了好转，或者症状消失时就随意停药。长时间服用普萘洛尔的冠心病病人更不可骤停服药，否则会引起"反跳"，加剧心绞痛甚至发生心肌梗死。

2. 在服用西药的同时,可以配合一些中成药治疗吗?

治疗冠心病的药不能随意联合应用,尤其是对成分不清楚时更应谨慎。阿司匹林不能与鹿茸、甘草及制剂联合服用;含丹参等的活血药最好不要与华法林等抗凝药同时服用,否则会相互抵消。长时间服用阿司匹林的病人应慎用活血化瘀类中药,因为过度活血化瘀容易诱发出血性疾病。

3. 冠心病病人为什么不能"恨病吃药"?

有些冠心病病人治病心切,恨不得一下子把病治好,就不按照医嘱吃药,擅自加大药量,结果欲速则不达。例如,硝酸甘油是缓解心绞痛的速效药,个别人因 次含服不见效,就在短时间内连续服好几片,结果不仅疗效不佳,反而疼痛加剧。这是因为任意加大硝酸甘油量可以直接造成冠状动脉痉挛,而且还会产生耐药性。

4. 冠心病病人是否可以吸烟?

众所周知,吸烟是冠心病的一个重要的危险因素。已发现吸烟数量与动脉粥样硬化程度成比例,每天吸烟20支以上的30～50岁男性与不吸烟者相比,发生冠心病、心绞痛、心肌梗死或猝死的危险性大3.2倍。健康人总吸烟量在10万支以上开始出现冠心病,而且年龄越大,吸烟时间越长,冠状动脉粥样硬化性改变越明显。在通过吸烟与不吸烟者冠状动脉造影对比观察中发现,吸烟者患冠状动脉疾病较不吸烟者提前10年。

四、护理指导

1. 冠心病病人病情好转后出院,在家应该注意什么?

天气变化时,注意保暖,避免受凉,突然的寒冷刺激可诱发冠状动脉痉挛,引起心肌缺血。避免观看刺激性的电视、电影。如合并高血压、糖尿病,需严格控制好血压、血糖,并注意监测血压及血糖。根据医生制定的治疗方案服用药物,自己不随意减量或停药。

避免过度劳累、紧张、用脑过度;多参加益于健康的娱乐活动,保持身心轻松、愉快;正确对待工作与生活,避免过重精神压力,生活有规律,保证充足睡眠。改变自己的行为方式,培养对自然环境和社会的良好适应能力,避免情绪激动及过度紧张、焦虑;当有较大的精神压力时应设法释放,向朋友、亲人倾吐或鼓励参加轻松愉快的业余活动。

外出时,要携带冠心病急救药物,如硝酸甘油,以备急用。当心绞痛发作时,要就地而坐或卧,并迅速取出硝酸甘油片舌下含化,如有氧气装备者可立即吸氧,如疼痛剧烈,或含硝酸甘油无效时,应立即至医院就诊或者与"120"急救中心联系。

2. 为什么冠心病病人出现腹痛、腹泻不宜自行服用药物?

腹泻时不宜自行服用止泻药,轻度腹泻并不需要特别服药治疗,一般症状不会超过48小时。冠心病病人出现腹泻时尤其要注意,有时是心脏问题表现的假象。因为急性下壁心肌梗死常表现为上腹痛,有时也伴有呕吐、腹泻,常使人误以为是急性胃肠炎,而仅服止泻药势必会延误病情,失去最佳抢救机会。因此,冠心病病人一旦发生腹泻、腹痛等情况,不宜自行服用止泻药,应去正规医院就诊。

3. 冠心病病人出院后,家属对其心理状况应该注意什么?

很多病人患病后,性格上都有不同程度的改变,加之生理功能上的衰退可导致出现许多不良习惯,如失眠、易躁、多疑、厌物等。还有一些病人意志消沉,缺乏战胜疾病的信心。对此情况,病人家属要在生活上更加体贴和关心病人,多多帮助病人做一些力所能及的事,用温暖病人的心使病人心情舒畅,安心养病。

4. 冠心病病人出现急性加重,该如何自救?

(1)静卧:镇静、冷静、安静,尽量放松、避免精神刺激;采用平卧或半卧位,避免用力,不随意搬动。

(2)服药:舌下含服硝酸甘油及阿司匹林(方法是不喝水、不

第一章　冠状动脉性心脏病 85

下咽,让药在舌下融化)。

(3) 呼救(拨打"120"电话),有条件者吸氧。

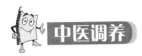

1. 中医是如何认识冠心病的?常见的中医辨证分型及相关治疗原则有哪些?

中医学认为冠心病是虚实夹杂的本虚标实证。临床表现随个体不同而有很大差别,论治时视病情变化而定,急则治其标,缓则治其本,或标本同治。治本采用温阳益气、滋阴养血之法;治标则以祛寒、豁痰、活血等法。总之,要辨虚实、明标本进行补虚或泻实,或标本兼顾,进行辨证分型治疗。

2. 出院后应该如何对冠心病病人进行辨证调养?

当急性期症状缓解后,还应根据脏腑偏虚进行辨证,以扶正固本,以善其后。常用补气养血法及滋阴通络法。

补气养血常用方剂有四君子汤等,滋阴通络常用方剂有六味地黄丸等。

3. 目前有很多中成药都声称可以治疗冠心病,病人如何选择?

中药治疗冠心病有明显的优势,尤其对西药疗效不佳的病人。很多人却对中成药不了解,看到别人服用有效就拿来吃。其实,中成药是不可以随便服用的,要分清年龄、性别、体质因素、居住环境等。可选用苏合香丸、麝香保心丸、速效救心丸、丹参滴丸等。

以中医名方苏合香丸为例,当病人心绞痛发作频繁时,在较短的时间内用这种药确实可以收到效果。但是,中医认为苏合香丸仅善于治标。当病情由急转缓后,就不宜再连续服用苏合香丸了。又由于苏合香丸中含有青木香、冰片、乳香等芳香开窍、理气止痛的中药,冠心病病人过多服用此类药物会耗散人体元气,不利于病情好转。另外,苏合香丸属于温性的芳香开窍药物,凡属内热体质的心绞痛病人误服,便会火上浇油。患有胃炎、胃溃疡、食管炎又有冠心病、心绞痛的病人也不宜服用苏合香丸,因其中所含的冰片、苏合香对胃及食管黏膜有较强的刺激作用。

4. 冠心病急性发作,心前区明显疼痛如何处理?

有慢性冠状动脉缺血基础的病人或首次出现明显心前区压榨性疼痛的病人,如果病人出院在家休养期间出现:胸部不适,极度疲劳,心前区疼痛,有濒死感,呼吸困难,尤其是伴有大汗、头昏、心悸时等上述表现,可以舌下含服硝酸甘油或麝香保心丸或丹参滴丸或速效救心丸。最为要紧的是应该及时送医治疗,以免耽误病情。

5. 哪些穴位可以辅助治疗冠心病?

中医学认为:人体经络内联脏腑,外络肢节。冠心病病人在手少阴心经、手厥阴心包经的循经穴位,以前胸部的膻中穴、背部的心俞穴,均有较为敏感的压痛点,按摩这些穴位,能起到疏通气血、强心止痛的效果。特别是重按内关穴对于缓解冠心病心绞痛、心律失常、心肌梗死的危急状态,及时救治病人有重要意义。

6. 针对冠心病的养生药膳推荐有哪些?

(1) 山楂荷叶葱白粥:将山楂 25 g 洗净去核,荷叶 25 g 洗净切成小块,葱白 10 g 切末与粳米 50 g 加水熬粥。

(2) 扁豆山楂韭菜汤:将白扁豆 20 g 切段,山楂 30 g 去核,韭菜 30 g 切段,加入红糖调匀,加 500 g 水煮沸后改小火炖至扁豆烂熟即可。每天服一次。

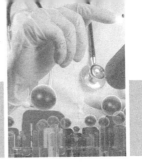

第二章 心律失常

心律失常是心血管疾病中重要的一组疾病。它可单独发病，亦可与其他心血管病伴发。其预后与心律失常的病因、诱因、演变趋势、是否导致严重血流动力障碍有关，可突然发作而致猝死，亦可持续累及心脏而致其衰竭。

我国心血管病的发生率具有一定的特点，总体上是南低北高，而且已有年轻化和不断增长的趋势。冠心病介入治疗和心脏搭桥手术的年龄已向前推进了5~10岁，非药物疗法中除颤、起搏、消融、手术的迅速发展，对心律失常的治疗虽然具有一定作用，但是药物疗法仍是防治快速心律失常的重要手段，具有简捷方便、顺应病人心理的特点，能较好地改善与房颤相关的并发症，关键是降低心肌梗死猝死率。

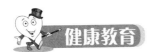

一、饮食指导

1. 心律失常病人的饮食原则有哪些？

对于心律失常病人要限制一定的热量供给。一般每天每千克体重25～35 cal,身体肥胖者可按下限供给。蛋白质一般按每天每千克体重1～1.5 g供给,出现心衰及血压高时,蛋白质应控制在每天每千克体重1 g以内。少吃高脂肪、高胆固醇食物。多吃富含维生素B、维生素C及钙、磷的食物,以维持心肌的营养和脂类代谢。应多食用新鲜蔬菜及水果,以供给维生素及无机盐,同时还可防止大便干燥。

禁用刺激心脏及血管的物质,如烟酒、浓茶、咖啡及辛辣调味品。慎食胀气的食物,如生萝卜、生黄瓜、圆白菜、韭菜、洋葱等,以免胃肠胀气而影响心脏活动。限制盐及水的摄入。尤其对有水肿的病人,更应严格控制。有水肿和心力衰竭者,饮食中不得加盐和酱油。还要少食多餐,避免过饥过饱。尤其饮食过饱会加重心脏负担。

2. 吃辣为什么会引起心律失常?

川菜以辣为主,其主要调味品就是花椒、胡椒和辣椒,长期过食这些辛辣物品对心血管系统的刺激是非常严重的,还会让人体出现短暂性血压下降或心跳减慢,这也是引发心律失常的主要原因。因此,这些病人应该多以清淡饮食为主,避免辛辣刺激性的食物,以免给自己的身体带来更严重的影响。

3. 心律失常病人宜食哪类食物?

有研究指出,男性每天应摄入329 mg镁,而女性则是207 mg。含镁量最丰富的食物是豆类、坚果类和未经碾磨的谷物类食物;香蕉和紫菜也是良好的食物来源;此外,含镁丰富的食物还有小米、辣椒干、干蘑菇、冬菇、番茄、海带、苹果、杨桃、桂圆、花生、核桃仁、芝麻酱等。

建议在一周内的1～3餐中,用鲑鱼和鲭鱼代替牛肉、鸡肉和乳制品,可减少膳食中饱和脂肪的摄入量;同时,增加了Ω-3脂肪酸的摄入量。

二、运动指导

1. 心律失常病人适合做运动吗?

适度的体育锻炼能帮助神经和血液循环得到改善,对心脏有加快心率、加强传导的作用,并能促使心肌的侧支循环增加,改善心肌供血。对于较重的心律失常,如频发室性期前收缩(早搏)、高度房室传导阻滞等严重心律失常的病人则要卧床治疗,严禁活动。

一般来说,患有心律失常的心脏病人适合做的运动有散步、慢跑、太极拳、八段锦、保健操等。运动中应保证自我感觉良好,不伴有胸闷、胸痛、气短和咳嗽、疲劳等,若有上述不适出现,则应立即停止运动。

心律失常病人不适合做剧烈运动,因为剧烈运动时心脏负担会大大加重,致使有病的心脏不能承受,加重心律失常和心力衰竭,甚至会引起脑血管病变或突然死亡。

2. 为什么说心律失常病人不宜空腹运动?

人在空腹运动时,血液中的游离脂肪酸会明显增高,脂肪酸过量,就会出现损害心肌的"毒物",引起心律失常,甚至导致猝死。因此,在空腹运动之前,应先喝杯牛奶或吃些糕点,这样可减少诱发低血糖症的危险。

此外,清晨随着身体的苏醒,体内的交感神经开始工作;分泌大量的儿茶酚胺,心率和血压也随之加快升高,是心脑血管疾病的发病高峰,过于激烈的运动也会造成身体不适。

3. 激烈运动过后长期出现心律失常是正常现象吗?

剧烈运动后,短时间内心率是加快的,但由于人体的神经及体液调节,会使心率在短时间内恢复正常,故长期出现心律失常当然不是正常现象。胸闷可能是冠状动脉的管腔变小,使心肌细胞缺乏足够的动力营养所致。而且,高于正常平时的 4 倍,就不是一个小范围,长期如此,会对心血管系统造成不可逆的损害。

4. 心律失常病人为何不能熬夜?

心律失常是心脏传导系统和自主神经系统功能紊乱引发的,劳累会使全身的血液循环系统发生相当大的变化,影响到心脏的传导系统和自主神经系统,从而诱发和加重心律失常。

5. 心律失常病人是否可以吸烟、饮酒?

不能,抽烟会增加死亡的概率。吸烟、饮酒对心血管系统危害极大,可进而影响窦房结及其传导系统,引发心律失常。因此,戒烟、戒酒是预防心律失常的重要一环。

三、护理指导

1. 出院后如何护理心律失常病人?

心律失常病人要注意休息,轻者可做适当活动,严重者需绝对卧床静养,室内光线一般不宜过强。保持环境清静,禁止喧哗、嘈杂,尤其对严重心律失常的病人更应注意。嘈杂声音的刺激可以加重病情。避免喜怒忧思等精神刺激,要善于做病人的思想工作,使之配合治疗,以利于康复。

2. 病人出院后,在家中突然出现心律失常,怎么办?

心律失常大多是由器质性心脏病所致,如冠心病、心肌疾病、风湿性心脏病等,但也有可能是由非器质性心脏病引起的,如期前收缩就有可能是因为情绪紧张、疲劳、饮酒、吸烟、喝浓茶和咖啡所导致。其症状常表现为一种突发的,规律或不规律的心悸、胸痛、眩晕、憋闷、气促、手足麻木和晕厥,甚至神志不清。有些病人也可能没有症状,仅在心电图检查中被发现。

如果出现上述心律失常的症状,就应该及时到医院就诊。通过正规检查以判断心律失常是否属于功能性的。如果没有出现明显的不适症状,大多不需要治疗。有症状者也应先解除顾虑,稳定情绪,必要时短期对症治疗。发现心律失常不必盲目恐惧,只有严重的或者恶性的心律失常才会猝死。

3. 心律失常出现哪些症状应引起高度重视?

如心律失常病人突然出现严重的憋气、心前区剧痛、心悸、气短、肢体不温,应引起高度警觉。如冠心病伴有心律失常病人,若出现晕厥、心前区剧痛、呼吸困难、不能平卧时,应怀疑合并急性心肌梗死、心功能不全、休克的可能。病人发生晕厥应怀疑发生阿-斯综合征的可能。如心肌炎伴有心律失常的病人发生心悸、气短、呼吸困难,应怀疑有心力衰竭的可能。高血压病伴有心律失常病人,出现恶心呕吐、视物模糊、头痛、抽搐等症状时应怀疑有高血压危象及高血压脑病的可能。

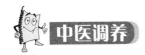

中医调养

1. 对于心律失常,中医是怎样认识的?

心律失常是指心搏频率、节律及冲动传导等任何一项异常,属于中医学心悸、怔忡、虚劳、昏厥等范畴。心悸是指自觉心跳,惊悸不安,甚则不能自主的一种病证,病位在心,其发生主要是阴阳失调、气血失和、心神失养所致。本病如脏腑虚损程度较轻者,预后较好;如脏腑虚损程度较重者,则治疗较难,不易治愈。

2. 中医认为心律失常的病因、病机是什么?

心悸发作时常伴有气短、胸闷,甚至眩晕、喘促、晕厥;脉象节律不齐(脉结代),或数,或迟。心悸包括惊悸和怔忡。病位主要在心,与肝、脾、肺、肾关系密切。因心为君主,"神明出焉"。如脾不生血,心血不足,心神则失养;脾失健运,痰湿内生,扰动心神;或肾阴不足,不能上制心火;肾阳亏虚,心阳失于温煦;肺气亏虚,不能助心以治节,心脉运行不畅则心悸不安;肝气郁滞,气滞血瘀,或气

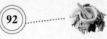

郁化火,均使心脉不畅,心神受扰,发生心悸。

3. 心悸中医的治疗原则是什么?

心悸虚证由脏腑气血阴阳亏虚、心神失养所致者,治当补益气血,调理阴阳,以求气血调畅,促进脏腑功能的恢复。心悸实证常因于痰饮、瘀血等所致,治当化痰、涤饮、活血化瘀,并配合应用重镇安神之品,以求邪去正安。临床上心悸表现为虚实夹杂时,应当根据虚实之多少,攻补兼施,或以攻邪为主,或以扶正为主。

4. 心律失常病人可以选用中药或中成药治疗吗? 该如何选用?

临床上可依据所出现的症状为线索寻找和辨识其虚在何脏,从而有针对性地进行预防性治疗。

(1) 复方丹参滴丸(片):有活血化瘀、理气止痛功效。用于胸中憋闷、心绞痛。

(2) 稳心颗粒:有益气养阴、定悸复脉、活血化瘀功效。主治气阴两虚兼心脉瘀阻所致的心悸不宁、气短乏力、头晕心悸、胸闷胸痛,适用于心律失常,室性期前收缩,房性期前收缩等属上述证候者。

(3) 滋心阴口服液:有滋养心阴、活血止痛功效。用于心悸、失眠、五心烦热、质红苔少、脉细数等心阴不足型胸痹心痛。

(4) 血府逐瘀胶囊(口服液):有活血祛瘀、行气止痛功效。用于瘀血内阻,头痛或胸痛,失眠多梦,心悸怔忡,急躁善怒。

(5) 通心络胶囊:有益气活血、通络止痛功效。用于冠心病心绞痛属心气虚乏、血瘀络阻证。症见胸部憋闷,刺痛、绞痛,固定不移,心悸自汗,气短乏力,舌质紫暗或有瘀斑,脉细涩或结代。

(6) 参松养心胶囊:有益气养阴、活血通络、清心安神功效。用于治疗气阴两虚,心络瘀阻引起的冠心病室性早搏,症见心悸不安、气短乏力,动则加剧,胸部闷痛,失眠多梦,盗汗,神倦懒言等。

5. 中医治疗心律不齐最常用的点穴按摩法如何操作?

主穴:阳溪穴(在手腕横纹上端拇指根部凹陷处),先用右手食指尖点按左手阳溪穴,时间是5分钟,前2分钟点按不动,后3分钟指尖不离位全手转动。之后换左手食指点右手阳溪穴同上;配穴:少府、通里、内关。方法:先伸右手拇指点左少府穴(左手掌侧小指与各个指中线横纹十字处);接着点左手通里穴(掌侧,腕屈肌腱侧缘,腕横纹上1寸处);再接着点左手内关穴(手腕横纹正中线上2寸)。

以上3穴位点完后,换左手拇指点右手3个穴位同前。每天早晚各1次,坚持5天脉搏正常。

6. 对于心律失常,常见的饮食药膳有哪些?

(1)灵芝猪心:猪心500 g,灵芝15 g,生姜、葱、精盐各3 g,味精、胡椒粉适量。先将猪心对剖两块洗净,锅内加清水入猪心、灵芝煮至七成熟时捞出,猪心切成薄片,灵芝切成细末,煮猪心的原汁留着待用。净锅置火上,加入猪油烧热时下姜、葱,加猪心原汁和酱油、料酒、食盐、猪心片、灵芝和其他调料,烧入味后下淀粉收汁装盘即可食用。

此方有养心安神、补益气血之功效。适用于治疗心气血虚所致的心悸失眠、健忘多梦、精神恍惚等症。

(2)安心茶:丹参5 g,山楂5 g,桂圆5 g,当归5 g,夜交藤5 g,柏子仁5 g,延胡索5 g。将上药切碎,开水浸泡20分钟代茶饮用,次数不拘。

此方有安神镇静、活血止痛之功效,适用于治疗心血虚、心血瘀阻之心悸怔忡、头昏目眩、失眠健忘、记忆力下降、胸部刺痛、舌质紫暗、脉象沉涩等症。

(3)护心三仁粥:桃仁、枣仁、柏子仁各10 g,粳米100 g,冰糖适量。先将桃仁、枣仁、柏子仁打碎入锅内,加水适量煎煮3次,过滤去渣取汁,再放入粳米煮粥,待粥煮至浓稠时,入冰糖稍煮即可食用。每天 2 次,早、晚空腹服用。

此方有养心安神、活血化瘀、润肠通便之功效,适用于瘀血内阻之胸部憋闷、时或绞痛、心失所养之心悸气短、失眠多梦、阴津亏损之大便干燥、舌质红或瘀点、瘀斑等症。

(4) 莲心神饮:莲心 3 g,茯神 5 g,桂枝 3 g,白术 5 g,生甘草 3 g。将上药切碎开水浸泡代茶饮用,每剂泡 20 分钟后徐徐饮用,次数不拘。

此方有清心安神、降压利水之功效,适用于治疗心悸怔忡、头晕目眩、心胸烦闷、气短乏力、胸脘痞满、呼吸困难、形寒腹冷、小便短少,甚至上肢水肿、渴不欲饮、恶心呕吐、食欲不佳等症。

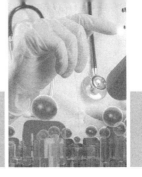

第三章 高血压

高血压是指以体循环动脉血压[收缩压和(或)舒张压]增高为主要特征(收缩压≥140 mmHg,舒张压≥90 mmHg),可伴有心、脑、肾等器官的功能或器质性损害的临床综合征。高血压是最常见的慢性病,也是心脑血管病最主要的危险因素。高血压可分为原发性高血压(即高血压病)和继发性高血压(即症状性高血压)两大类。持续血压过高或波动,导致心、脑、血管及肾等重要脏器病变。

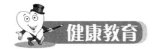
健康教育

一、饮食指导

1. 高血压饮食原则是什么?

高血压病人的饮食治疗,以低盐、低脂、低热量,少甜、少酒、少饮茶,即"三低三少"为原则。高血压病人的饮食以清淡为主,宁素勿荤,宁淡勿浓,宁饥勿饱。

2. 高血压病人的平日饮食有哪些食物可供选择?

有降压作用的食物有芹菜、胡萝卜、番茄、荸荠、黄瓜、木耳、海

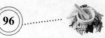

带、香蕉等。降脂食物有山楂、香菇、大蒜、洋葱、海鱼、绿豆等。此外，草菇、平菇、蘑菇、黑木耳、银耳等蕈类食物营养丰富，味道鲜美，对防治高血压病、脑出血、脑血栓均有较好效果。

所有过咸食物及腌制品、蛤贝类、虾米、皮蛋，含钠高的绿叶蔬菜等，烟、酒、浓茶、咖啡以及辛辣的刺激性食品均应慎用或忌用。

3. 高血压病人对食物中矿物质和微量元素有何要求?

(1) 限制食盐摄入：食盐含大量钠离子，人群普查和动物试验都证明，吃盐越多，高血压病患病率越高，应低钠饮食，供给食盐以 2～5 g/d 为宜。

(2) 补钾离子：有些利尿药可使钾离子大量从尿中排出，故应供给含钾离子丰富食物或钾制剂。含钾离子高食物有龙须菜、豌豆苗、莴笋、芹菜、丝瓜、茄子等。

(3) 钙离子：钙离子治疗高血压病有一定疗效，1 000 mg/d，连用 8 周可使血压下降；部分人不给降压药，亦可使血压恢复正常。含钙离子(钙食品)丰富的食物有黄豆及其制品，葵花子、核桃、牛奶、花生、鱼、虾、红枣、韭菜、柿子、芹菜、蒜苗等。

4. 高血压病人应该控制体重吗?

高血压病人应该控制体重在标准体重范围内，肥胖者应节食减肥，体重减轻每周 1～1.5 kg 为宜。体重每增加12.5 kg，收缩压可上升 10 mmHg(1.3 kPa)，舒张压升高7 mmHg(0.9 kPa)；说明体重增加，对高血压病治疗大为不利。

5. 烟酒与高血压有关吗?

高血压病人应该戒烟并严格控制饮酒。高血压病人平时要严格控制饮酒，其饮酒量每天必须限制在 50 ml 以内，并绝对禁止酗酒。卷烟中尼古丁刺激心脏，心跳加快，血管收缩，血压升高；促使钙盐、胆固醇等在血管壁上沉积，加速动脉粥样硬化的形成。

6. 高血压可以饮茶吗?

茶叶含有多种可防治高血压病的有效成分，其中以绿茶为好。

总之，应饮茶戒烟，最好忌酒。

二、运动指导

1. 高血压病人运动的原则有哪些?

高血压病人运动建议遵循以下运动原则。

（1）适量的原则

1）适量的运动强度：大多数研究认为强度低于 70％氧耗量峰值（VO_2max）的有氧运动，强度高于 70％ VO_2max 的运动降压效果好，所以运动强度要适量。

2）适量的运动频率：运动频率越高，血压下降越显著，每周 3 次的运动频率被认为是能够降低血压的最低频率。更高频率的运动或可使血压下降的更多，但需要进一步研究。

3）适量的持续时间：一次运动的持续时间基本上在 30~60 分钟。

4）适当的运动方式：根据病人的身体状况、个人喜好和实际条件，选择适合的运动方式。

2. 高血压病病人运动适宜做哪些运动?

大量事实证明，适当的体育活动对高血压的防治是很有益的。例如散步，各种高血压者均可采用。散步可在早晨、黄昏或临睡前进行，时间一般为 30 分钟，每天 1~2 次，速度可按每人身体状况而定。

慢跑和长跑的运动量比散步大，适用于轻症病人。高血压病人慢跑时的最高心率每分钟可达 120~136 次，长期坚持锻炼，可使血压平稳下降，脉搏平稳，消化功能增强，症状减轻。跑步时间可由少逐渐增多，以 15~30 分钟为宜。速度要慢，不要快跑。患有冠心病者不宜长跑，以免发生意外。

太极拳对防治高血压有显著作用。据北京地区调查，长期练习太极拳的 50—89 岁老人,其血压平均值为 134.1/80.8 mmHg。明显低于同年龄组的普通老人(154.5/82.7 mmHg)。

三、用药指导

1. 出院后症状稳定或消失,可以停止使用药物吗?

高血压病是一种慢性疾病,也是一种终身的疾病,如果停药很容易会导致病情反复。高血压病病人因随意停药,加重病情,甚至死亡的案例屡见不鲜。

有些病人认为高血压是老年人常见的现象,年龄大了,血压都会高一点,不用老吃药。但是,收缩压在中年后会持续升高,舒张压则在进入老年后,因大动脉硬化而不再上升,甚至下降。

虽然说血压水平随年龄升高绝非必然,更不能称为自然升高,而是一种病,有非常严重的后果,需要继续服用降压药。此外,通过限制钠盐摄入、加强体育锻炼等,可以延缓动脉硬化的进程,使动脉血管在老年期仍然富有弹性,维持正常血压。

2. 那么,什么时候可以停药?

坚持健康的生活方式,血压恢复正常。长期坚持健康的生活方式,如低盐饮食、体育锻炼等,血压恢复正常甚至较低水平,在详细诊断评估基础上可以停药。

有些高血压病病人在发生脑卒中、心肌梗死或心力衰竭后,血压明显下降到正常甚至较低的水平。此时,应在医生指导下调整降压治疗方案。

四、护理指导

1. 高血压病病人病情好转后出院,在家应该注意什么?

除了饮食和运动外,还应调节情绪:如听音乐、读书看报、深呼吸等以缓解压力。可以为病人创造一个安静舒适、轻松愉快的环境，使病人学会自我调节，增强适应能力，从而避免易怒、紧张、焦虑等负面情绪出现。晨起勿过快过猛，预防体位性低血压发生。据天气变换，适当加减衣物，注意防寒保暖，预防血压波动较大及相关并发症的发生。建立早睡早起，定时睡眠的作息时间，不仅有利于消除疲劳，恢复体力，而且有助于防止血压波动。

长期吸烟会加重高血压病情。长期饮酒者易引起高脂血症，同时也是脑出血的诱因，有高血压家族史或超重肥胖者均应坚决忌酒。

2. 高血压病病人生活中如何自我调理情绪？

不良的情绪刺激，如紧张、焦虑、失眠、激动、暴怒等会引起全身小动脉持续性收缩痉挛，肾上腺分泌增加，导致血压持续升高或不同程度波动。在日常生活中，也常见到一些高血压病病人因情绪不稳定而使药物收不到预期效果，即使血压控制在正常范围，也可能因一场"雷霆之怒"使血压骤然升高，甚至导致脑卒中等不幸发生。

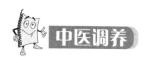

1. 中医对高血压是如何认识的？

高血压病属中医眩晕、头痛等范畴。其病程长久，病情缠绵，致病因素多为情志刺激，或饮食失节，嗜好烟酒辛辣，肥甘厚腻，或房劳精伤及遗传等，诸多因素相互作用，引起人体阴阳失调，气血紊乱而发生本病。

2. 高血压常见的中医辨证分型及相关治疗原则是什么？

（1）肝阳偏盛型：表现为头痛、性情急躁、失眠、口干苦、面红目赤，治疗上以平肝潜阳，用天麻钩藤饮加减。

(2) 肝肾阴虚型：表现为头部空虚感、头痛、眩晕、耳鸣、面部潮红、手足心热、腰膝无力、易怒、心悸、乏力、失眠、健忘，治疗上以滋养肝肾，用六味地黄汤加减。

(3) 阴阳两虚型：表现为严重的眩晕，走路觉轻浮无力，心悸气促，面部或双下肢水肿，夜尿多，记忆力减退，畏寒肢冷，腰膝酸软，胸闷、呕吐或突然晕倒，治疗上以育阴温阳，用地黄饮子加减。

3. 高血压可用哪些中草药调理？

素体肝阳上亢之人可常食菊花、玄参、天麻、夏枯草等；素体阴虚之人，可常食生地、枸杞子、麦冬、沙参等；素体精血亏虚之人，可常食熟地、当归、仙灵脾、枸杞子等；素体痰盛之人，可常食白术、生姜、陈皮、云苓等。

4. 高血压病病人需要预防哪些疾病？

众所周知，高血压病的最主要危害不在高血压本身，而在于其严重的并发症，如脑卒中（脑血管意外）、胸痹（心血管疾病）、水肿喘证（心力衰竭、高血压肾病）等。因此，高血压病病人在确诊高血压病后，应该及早治疗，防止病情发展为可致命的并发症。

5. 治疗高血压、心血管疾病的常用中成药有哪些？

(1) 龙胆泻肝丸：具有清肝火、泻湿热的作用。适用于年龄较轻，病程较短，见头痛、头胀、烦躁、小便短赤、舌红苔黄等肝经实热的高血压病。按肝火症状的轻重适量服用。口服每次6～9 g，每天服2～3次。

(2) 当归龙荟丸：具有清肝泻火、通便导滞的作用。适用于大便秘结，体质壮实，面红目赤，烦躁不安，头痛头晕较剧，甚至呕吐抽搐等肝火较盛的高血压病。每次6 g，每天服2～3次，饭后温开水送服。

(3) 脑立清：具有镇肝潜阳降逆作用，用于气血上逆的头目眩晕，头痛脑胀的高血压病，每次10～15粒，每天2～3次，饭后温开水送服。

（4）杞菊地黄丸：具有滋肾阴、清肝热的作用。适用于肾阴虚引起的头晕眩晕，眼花目涩，五心烦热，腰膝酸软，年老体弱，病程较久的高血压病。每次 9 g，每天 2 次，适用长期服用。

6. 哪些穴位有利于高血压的治疗？

太溪、太冲、曲池 3 个穴位对降压有一定的保健作用，但是中医的穴位按摩大多只可以疏通经络、平衡阴阳和调节人体功能，作用是缓慢的。

7. 高血压有什么简单易行的食疗方法？

下面介绍对高血压有利的几种常用食物吃法。

（1）黑木耳：用清水将黑木耳浸泡一夜后，上屉蒸 1～2 小时，再加入适量冰糖，每天服一碗，有助降血压、改善血管硬化等。

（2）荸荠：取荸荠、海蜇头（洗去盐分）各 30～60 g，煮汤，每天分 2～3 次服用，有助降血压。

（3）芹菜：因高血压引起头痛、头胀的病人，常吃鲜芹菜可缓解症状。

（4）葫芦：将鲜葫芦捣烂取汁，以蜂蜜调服，每日两次，每次半杯至一杯，有降血压的作用。

（5）绿豆：绿豆对高血压病人有很好的食疗作用，不仅有助于降压、减轻症状，而且常吃绿豆还有防止血脂升高的功效。

（6）蚕豆花：鲜蚕豆花 60 g 或干花 15 g 加水煎服，有助降血压、改善鼻出血。

（7）西瓜皮：取西瓜翠衣、草决明各 9 克，水煎服，有助降血压。

（8）莲子心：莲子心有降压、强心作用，适用于高血压、心悸、失眠等症，用法是取莲子心 1～2 克，开水冲泡代茶饮。

8. 高血压病病人日常保健还有哪些常用的方法？

（1）中药泡脚：将钩藤 20 g 剪碎、布包冰片少许，放入盆内加温水泡脚，每次 30～40 分钟。每天早晚各 1 次，10 天为 1 个疗程。

(2) 药枕：野菊花 50 g、淡竹叶 50 g、生石膏 50 g、白芍 20 g、磁石 50 g、蔓荆子 30 g、青木香 20 g、晚蚕沙 20 g 等，装布袋内。日常睡枕使用，对肝火亢盛型者效佳。

9. 高血压病人可以制作哪些药膳?

(1) 凉拌蛰头芹菜：芹菜 300 g，小海米 30 g，海蜇头 250 g，精盐、味精、白糖各适量。将芹菜去叶，除粗筋洗净后切成节，在开水中烫一下，沥干水分，切成丝；小海米泡胀；海蜇头切丝。然后把芹菜丝、海蜇丝、小海米一起拌匀，加白糖、精盐、味精拌匀即成。佐餐食，常食。

功效：化痰利水，软坚散结，降压。适用于缺碘性甲状腺肿大及慢性淋巴结炎等症。也是高血压病人较好的疗养食品。

(2) 海带爆木耳：水发黑木耳 250 g，水发海带 100 g，蒜 1 瓣，葱、酱油、精盐、白糖、味精、植物油、香油各适量。将海带、黑木耳洗净，各切丝，备用。植物油烧热，爆香蒜、葱花，倒入海带丝、木耳丝，急速翻抄，加入酱油、精盐、白糖、味精，淋上香油即可。佐餐食。

功效：安神降压，活血化瘀。适用于高血压，紫癜等症。

(3) 海蜇荸荠：海蜇 120 g，荸荠 360 g。将海蜇漂净，将荸荠洗净连皮用，加水 1 000 ml，熬取 250 ml。喝汤，吃海蜇、荸荠。空腹顿服，或分 2 次，每天早、晚服用。

功效：降压利尿。适用于各期高血压症。

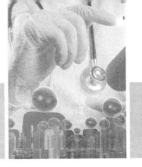

第四章 心力衰竭

心力衰竭是一种复杂的临床综合征,是由于各种原因的初始心肌损伤引起的心脏结构和功能的变化,最后导致心室泵血功能低下。此时,心脏不能泵出足够的血液以满足组织代谢需要。其主要特点是呼吸困难、乏力、运动耐量下降及体液潴留造成的肺瘀血和外周水肿。其中,心瓣膜疾病、冠状动脉硬化、高血压、内分泌疾患、细菌毒素、急性肺梗死、肺气肿或其他慢性肺脏疾患等均可引起心脏病而产生心力衰竭的表现。妊娠、劳累、静脉内迅速大量补液等均可加重有病心脏的负担,从而诱发心肌衰竭。

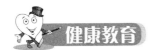

一、饮食指导

1. 心力衰竭病人的平日饮食有哪些禁忌?

心力衰竭时心脏排血量不足,同时有水和钠离子的排泄减少,此外还有胃肠瘀血引起肠道的吸收障碍。对此饮食上的安排是少食多餐，食物要容易消化，并限制食盐及各种含钠盐食物的摄入量，控制饮水量，以防水肿。对于这类病人各种咸菜、豆制品、腌制食品（因含有钠盐）均属相对禁忌。蔬菜中金花菜、芹菜、茴香菜、蕹菜等含钠盐量较高宜少食。心力衰竭病人每天的主食量控制在150～300 g为宜，多吃蔬菜、水果，适量吃鱼、瘦肉、奶制品。

2. 心力衰竭病人需要限盐吗？

一定要限制食盐的食用量，轻度心力衰竭的病人，每天食盐量应限制在3 g以内，饮水量控制在每天1 500 ml以内。如全身水肿明显，每天的饮水量更应严格控制，一般是按照昨天的总尿量加500 ml给予。

3. 心力衰竭为什么限制饮水？

对于严重心力衰竭，尤其是伴有肾功能减退的病人，由于排水能力减低，故在采取低钠饮食的同时，必须适当控制水分的摄入，否则可能引起稀释性低钠血症，这为顽固性心力衰竭的重要诱因之一。一旦发生此种情况，宜将液体摄入量限制为500～1 000 ml，并采用药物治疗。

4. 为什么长期使用利尿剂治疗的病人应鼓励其多摄食含钾量较高的食物？

钾平衡失调是心力衰竭最常出现的电解质紊乱之一。缺钾可引起肠麻痹、严重心律失常、呼吸麻痹等，并易诱发洋地黄中毒，造成严重后果。故对长期使用利尿剂治疗的病人应鼓励其多摄食含钾量较高的食物和水果，如香蕉、枣、番木瓜等。

5. 为什么心力衰竭的病人提倡少食多餐？

心力衰竭的病人肝脏和胃肠道都有瘀血，食欲及消化吸收能力都比较差，因此，应采取定时定量少食多餐的方法。每天最好吃4～5餐，每餐吃八分饱，以流质或半流质食物为宜。

二、运动指导

1. 运动可以诱发心力衰竭吗?

对于没有心脏基础疾病的正常人群,适量的运动是不会造成心力衰竭。对于有心脏基础疾病的人群(如有冠心病、严重心律失常、心瓣膜病等)则应该减少运动量,根据具体疾病情况在医生指导下适量运动。

2. 心力衰竭病人的运动应该注意什么?

早期心力衰竭时,休息是减少心脏负荷的主要方法,但不强调绝对卧床休息,可根据活动后的自觉症状调整活动强度。重度心力衰竭病人应注意预防绝对卧床的并发症,可在床边小坐,下肢悬垂于床边。

3. 心力衰竭病人的运动原则和运动量应该怎样把握?

运动的原则:不应进行费力的、竞争性的锻炼项目,以及易疲劳的活动;病情稳定时,鼓励进行不会诱发心力衰竭症状的活动。不同程度的病人,在病情稳定的前提下,心功能较好者可在专业人员监护下进行适当的有氧运动,如步行,每周 3~5 次,每次 20~30 分钟,或每天多次步行,每次 3~5 分钟。如活动使血压、心率轻度升高,停止活动后能很快恢复到原水平,则可维持原活动量,否则需减少活动量。运动不宜在饥饿时或饱餐后进行,进食后 1 小时内不宜运动。运动时不要屏住呼吸,不要在过冷或过热的环境中运动。

三、治疗指导

1. 出院后症状稳定或消失,可以停止使用药物吗?

心力衰竭可分为急性心力衰竭和慢性心力衰竭两种。急性心

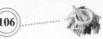

力衰竭的病人在纠正原发病、病情稳定且无明确原发性心脏基础疾病的前提下可在医师指导下逐渐停用相关药物。对于慢性心力衰竭的病人建议长期服用相关药物，并且根据病情定期前往医院就诊随访，进行相关生化检查并咨询医师调整药物种类及用量。

2. 长期服用利尿剂对人体有害吗？

利尿剂在心力衰竭的治疗中非常重要，它可以减轻心脏前、后负荷，减轻心脏做功，减少心肌耗氧量。但是，利尿剂也有其不良反应：一是服用利尿剂后容易尿急下床，尤其是对于中老年人增加其夜尿次数，降低了睡眠质量；二是利尿剂往往会引起血压变化，老年人在利尿后容易血容量不足，体位性低血压或血压下降，表现为有些头晕眼花；三是足剂量、长疗程服用利尿剂时，还容易发生低钾和低钠的情况，低钾和低钠都容易让人感觉乏力、倦怠、嗜睡，在起夜时往往比较迷糊，脚又用不上劲，很多老人就是在这种情况下在家里跌倒的；四是长期服用利尿药，有可能造成水和电解质平衡紊乱，所以，在服用利尿药期间要定期到医院检查血电解质，如果出现电解质异常，必须停药或者换药了。

四、护理指导

1. 心力衰竭得到控制后出院，为什么要尽量休息？

急性期和重症心力衰竭病人应卧床休息，除午休外，下午宜增加数小时卧床休息。当心功能好转后，应下床适当活动，如散步等，但要掌握活动量，当脉搏大于110次/分或感到有心慌、气急与异搏感时，应停止活动并休息。切忌活动过多、过猛，更不能参加较剧烈的活动，以免心力衰竭突然加重。

2. 生活中哪些是心力衰竭的诱因？

劳累、感染是诱发心力衰竭的常见原因，对于慢性心力衰竭病人，无论遇到何种感染，均应早期应用足量抗生素。体弱病人有感染时,体温不一定很高,可能只表现为倦怠、嗜睡、食欲不振等,应注意观察。注意预防感冒,若发生呼吸道感染,非常容易使病情急剧恶化。

3. 对于心力衰竭病人,为什么要强调保持大便畅通?

便秘常会引起病人焦虑和紧张,用力排便又可使心力衰竭加重,甚至有导致猝死的危险。如有习惯性便秘,可适当服用缓泻剂,如番泻叶煎茶喝,每天 3 g;或取百合 250 g,蜂蜜适量,将百合加适量清水炖成糊状,加入蜂蜜拌匀后食用,每天 1 次。

4. 心力衰竭病人平时要注意监测哪些指标?

心力衰竭病人平时一定要注意观察自己脉搏、血压、面色、尿量、体重的变化。最好每天(排尿后)同一时间称体重,穿类似重量的衣服。夜晚睡觉前应观察踝部是否肿胀,夜间睡眠是否被憋醒感。当出现心慌、咳嗽、呼吸困难、难以平卧、水肿、恶心、呕吐、尿量减少,一天之内体重增加 1 000 g 以上,说明心力衰竭加重,应立即去医院就诊,以便医生调整治疗方案。

5. 心力衰竭病人怎样做定期随访复查?

心力衰竭的治疗是一个长期的过程,病情稳定时每隔 2~3 周必须到心力衰竭门诊或者心血管科的专家门诊就诊,适时调药,并定期做检验检查,包括心电图、心功能测定、体重与水肿情况。还要注意定期抽血复查地高辛浓度和电解质及肾功能等,若发现异常,要及时就医。

6. 心力衰竭反复发作,控制不佳,可能有哪些原因?

一是原有的基础疾病未得到有效控制,如冠心病、严重心律失常、高血压、慢性肾病、慢性肝病等。二是反复感染,尤其是肺部感染,可能加重心脏负荷,诱发心力衰竭。三是未按医嘱服用药物,有些病人出院后往往偏听偏信,自行调整药物的用法、用量或者自行停药,这可能造成治疗效果减少或加重原有基础疾病的反复,进而造成心力衰竭。

此外，不良精神因素和心理负担，劳累、紧张、情绪激动、精神压力过大，环境和气候的变化等也是较为常见的诱发因素之一。慢性心力衰竭病人休息、运动不当，活动量超过心脏所能承受的活动耐量可诱发急性心力衰竭。

7. 心力衰竭病人出现哪些情况需要及时就医？

出现下列情况时必须及时就医：当心力衰竭病人出现气喘或胸闷、咳嗽加剧，且已使用了常规药物而不能得到控制时；或感到呼吸困难，无法正常走路或谈话；或者气喘反复不愈，呈阵发性。

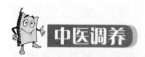

1. 中医有心力衰竭的说法吗？

中医古籍无心力衰竭之病名，根据其临床发展的不同阶段散见于中医的心痹、心水、惊悸、怔忡、水肿、喘证、支饮、积聚等散见于诸多医学著作中。

2. 慢性心力衰竭中医如何治疗？

出院后，心力衰竭病人多为慢性心力衰竭。这类病人多属虚证，病人多次急性发作后其正气必虚。因此，应以益心、健脾和补肾之法分别治之。

3. 慢性心力衰竭可以选用中药或中成药治疗吗？该如何选用？

对于平素气短、咳喘、水肿伴食欲缺乏，食后腹胀、心悸、疲乏，大便溏薄，小便清长或少，面黄等证的病人，辨证为脾虚，治宜健脾化痰。可选用六君子丸等。

对于水肿延久不退，肿势轻重不一，皮肤瘀斑、口唇、甲床发绀，肝、脾大等证的病人，辨证为血瘀，治宜活血化瘀，可选用血腑逐瘀口服液、五苓散冲剂。

对于腰酸冷痛、四肢不温、怯寒神疲、喘促难卧、心悸胸闷、腹大胀满等证的病人,辨证为阳虚,治宜温肾助阳,可选用济生肾气丸等。

4. 哪些穴位按摩有助于心衰治疗?

按摩疗法常可对心脏病人起到有效的治疗、预防和康复作用。

(1) 点揉内关:内关穴在前臂正中,腕横纹上两寸,掌长肌腱与桡侧腕屈肌腱之间。内关穴是心脏的保护伞。"胸胁内关谋",内关自古以来就是防治心胸疾病的核心穴位。现代医学证明,点揉内关,能增强心肌收缩力,可提高心肌无氧代谢的能力,使心肌在缺血缺氧的条件下,仍能正常工作,有效缓解心脏病人的胸闷、气短、心悸等症状。

用一只手的拇指压住另一只手的内关穴,稍向下用力按,保持压力不变半分钟;然后顺时针按揉约 60 次,逆时针按揉约 60 次。直至产生"酸、麻、胀、痛"的"得气"效果。

(2) 按膻中:膻中穴在胸部前正中线上,平第 4 肋间,于两乳头连线的中点取穴。按揉膻中穴,能改善心脏的神经调节,增加心肌供血。有效缓解心脏病人的胸闷、气短、心烦和心悸,减少早搏。膻中穴的按揉方法,与内关相同。压 1 分钟,按揉 1 分钟。也可以将手掌压在膻中穴上,顺时针转 100 次,逆时针转 100 次。

(3) 至阳:穴位在背部正中第 7、8 胸椎棘突之间。中医认为,至阳是人体的阳气极致之处,按摩至阳,可很好地补心阳;现代医学证明,至阳穴有神经支与心脏相交通。术者双手叠加用力按压至阳穴,能有效缓解冠心病心绞痛发作。至阳是缓解心脏病人心慌、胸闷的舒心穴。病人自己也可以用该穴对准桌子角自行按压。换可用五分硬币用力按压至阳,直至症状缓解后数分钟。如果能把膻中穴和至阳穴同时做按摩,效果会更好。

5. 心力衰竭病人能吃螃蟹等海鲜吗?

中医认为肥肉、虾、蟹、鱼等食物易助湿生痰动火,且中医性味多为寒性,故对于中医辨证为寒凝、血瘀、寒痰等证型的病人应少吃或不吃。

(1) 螃蟹：性大凉,味咸,民间视之为发物。《本草衍义》里就指出："此物极动风,体有风疾人,不能吃。"心力衰竭之人,不宜服食,寒性支气管哮喘者尤禁。

(2) 蚌肉：性寒,味甘咸,是为大凉食物。《本草衍义》里也说："多吃发风,动冷气。"属中医寒凝、血瘀的病人,切不要吃之。

(3) 蚬肉：性味和蚌肉相同,均属寒凉之物,《本草拾遗》里记载："多吃发嗽和冷气。"寒性病人服食要慎。

(4) 蛤蜊：《饮膳正要》里认为"性大寒"。《医林纂要》亦云："功同蚌蚬",寒性体质之人,不要吃生冷性凉之物,蛤蜊性大寒,亦在不要吃之列。

6. 心力衰竭病人冬季可以吃膏方吗?

心力衰竭病人可以根据自己的体质吃膏方。心力衰竭病人冬季服用膏方是有帮助的,但不是所有病人都适合,要看病人的体质。如有些病人的脾胃比较虚弱,经常腹泻、胃口不好、经常疲倦,这类病人无法消化膏方,勉强使用反而会增加胃肠道的负担,进而加重心脏负担。应当先服调理脾胃的"开路方"。

此外,使用膏方的病人要注意,不能停止使用常规的治疗药物。如果使用膏方后,体质有所改善,可以在医生的指导下,慢慢减少药物的量,但未经医生的诊断,不能擅自停药。

7. 心力衰竭病人能吃的养生药膳有哪些?

(1) 人参粥

组成：人参 5 g,粳米 100 g,生姜 5 片。

制法：将人参洗净,切片,粳米淘净,加适量水,再加入生姜 5 片共煮成烂粥。随量食用。

功效：益气强心。

适应证：心悸气短,自汗乏力。

(2) 万年青粥

组成:万年青 15~30 g,红糖 20 g,粳米 50 g。

制法:万年青加水 150 ml 煎取滤液 50 ml;再加水 120 ml 煎取滤液 50 ml。合并 2 次滤液,与红糖 20 g、粳米 50 g 煮成稀粥。分 3 次/天食完。不可过量。7 天为 1 个疗程。

功效:清热解毒,强心利尿。

适应证:主治各种心力衰竭,以心力衰竭合并感染最宜。

(3) 五味子麦冬炖猪心

组成:猪心 1 个,五味子 5 g,麦冬 20 g。

制法:猪心冲净瘀血,切小块,加适量水与五味子、麦冬同炖至烂熟,去五味子和麦冬后,调味饮汤食肉。

功效:补心阴,益心气。

适应证:主治老年人慢性心力衰竭;症见心悸怔忡,失眠多梦,自汗。

第四篇

消化科疾病

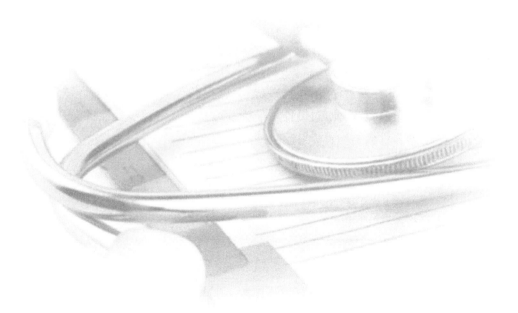

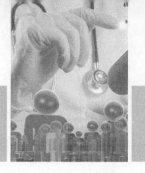

第一章
慢性胃炎

慢性胃炎常见于成人,许多因素都可刺激胃而导致疾病的发生,如饮食不当、幽门螺杆菌感染、药物刺激、环境影响等,长期精神紧张、生活不规律亦可导致慢性胃炎的发生。大多数病人常无明显的症状和体征,一般仅见不同程度的消化不良症状,如饭后饱胀、反酸、嗳气、上腹隐痛、食欲减退等。慢性胃炎可以通过胃镜检查及胃黏膜活组织检查来确诊,在我国有 50%~80% 病人在胃黏膜中可找到幽门螺杆菌。大部分慢性浅表性胃炎可以逆转,少部分可转为慢性萎缩性胃炎。慢性萎缩胃炎随年龄逐渐加重,但轻症亦可逆转。因此,对慢性胃炎治疗应及早从慢性浅表性胃炎开始,对慢性萎缩性胃炎也应坚持治疗。

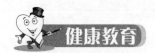
健康教育

一、饮食指导

1. 慢性胃炎病人基本的日常饮食原则是什么?

养成规律饮食的习惯,定时定餐,细嚼慢咽,充分咀嚼后助于减少胃部负担。注意饮食清淡,多吃蔬菜、水果等清淡类食物。多吃含有丰富蛋白质食物,蛋白质可减轻胃黏膜损伤,增加免疫。多吃含有维生素的食物,有利于修复胃黏膜。避免食用过于坚硬、粗糙、油炸、熏烤的食物;避免食用各种刺激性的食物,如酒、咖啡、浓茶、芥末等;避免食用过冷、过热、过酸、过辣、过咸的食物,减少对食管和胃的损伤。另外,还需注意食品的卫生安全,防止发霉变质食物感染致发病,餐具定期消毒。

2. 慢性萎缩性胃炎病人日常的饮食原则是什么?

除了以上基本的日常饮食原则外,慢性萎缩性胃炎病人还应当注意以下 3 点:①少食多餐,食物尽可能易于消化;②应选择富含优质蛋白质及铁的食物,食用新鲜的绿叶蔬菜,可适当进食肉汁及浓肉汤,以促进胃液的分泌;③限制食用含碱性物质较多的食物,如面、馒头、奶油、黄油等,防止其中和胃酸。

3. 慢性胃炎病人需要戒烟忌酒吗?

慢性胃炎病人应当戒烟忌酒。烟草中的有害成分能促使胃酸和胃蛋白酶的分泌增加,对胃黏膜产生有害的刺激作用,容易诱发胃炎和溃疡病,过量吸烟会引起胆汁反流。过量饮酒或长期饮用烈性酒能使胃黏膜充血、水肿,甚至糜烂、出血,慢性胃炎发生率明显增高。

4. 为什么不能常吃剩饭、剩菜?

饭菜在被多次加热后,其中的营养成分早就流失,而且加热的温度越高,次数越多,流失也就越多。所以,长期吃剩菜容易造成营养不良。另外,隔夜菜和霉变腐烂的食物里亚硝酸盐含量较高,长期食用,亚硝酸盐就会在身体里日积月累,积累到一定程度,就会诱发消化道癌症。还有人认为,夏季温度高,食物容易变质,冬天应该没啥问题。这也是不对的,虽然气温低暂时不会腐败变质,但亚硝酸盐含量仍会增加,尤其是一些含高蛋白质高脂肪的剩菜,更是吃不得。

5. 为什么一定要吃早餐?

不吃早餐,可使人体的消化系统的生物节奏发生紊乱,胃肠蠕动及消化液的分泌发生变化,消化液没有得到食物的中和,就会对胃肠黏膜产生不良刺激,引起胃炎的发生,严重者可引起消化性溃疡。所以说,早餐一定要吃。

6. 喝酸奶对胃有什么好处?

当患有慢性胃炎时,应当多喝酸奶,因为酸奶中的磷脂类物质会吸附在胃壁上,对胃黏膜起保护作用,使已受伤的胃黏膜得到修复。另外,酸奶中特有的成分乳糖,其分解代谢所产生的乳酸和葡萄糖醛酸能增加胃内的酸度,抑制有害菌分解蛋白质产生毒素,同时使胃免遭毒素的侵蚀,有利于胃炎的治疗和恢复。

二、运动指导

1. 餐后剧烈运动对慢性胃炎病人有什么不利影响?

慢性胃炎病人原则上饭后避免剧烈运动,因为进食后要有大量的血液供应胃肠,来完成对食物的消化吸收,饭后剧烈运动会使供应胃部的血液减少,影响到食物的正常消化,从而进一步加重胃炎症状。进餐后食物进入胃内,由于重力作用,会使胃的位置下降,若此时剧烈运动,会使胃受到强烈牵拉,从而导致胃痛。

2. 为什么说慢性胃炎病人适合散步健身?

散步是一种非常适合中老年慢性胃炎病人的运动疗法。散步时,机体的整个内脏器官都处于微微的颤动状态,加之配合有节奏的呼吸,可使腹部肌肉有节奏地前后收缩,横膈肌上下运动,这对胃肠说来,可以起到一种有益的按摩作用,可以刺激消化液的分泌、促进胃肠的蠕动,从而起到提高胃肠消化功能的效果。

3. 适合慢性胃炎病人锻炼的时间是什么时候?

人体一昼夜间机体能力状态是变化的。每天 8~12 时,14~17 时是肌肉速度、力量和耐力处于相对最佳状态的时间,在此时间里进行健身锻炼和运动训练,将会收到更好的效果。

4. 慢性胃炎病人如何确定运动锻炼的强度?

运动锻炼需要因人制宜,还应该循序渐进,开始的时候活动不要太剧烈,以后逐步地增加运动的量,而不仅是简单地活动一下,就能解决问题。衡量运动是不是过量,除了可以用心率来反映外,还有一个最简便的办法就是谈话实验,如果运动的过程中喘得都说不上话了,就说明运动过量了。

5. 慢性胃炎病人是否适合打太极拳?

太极拳对人体神经、心血管、呼吸、消化、内分泌、骨骼等系统及新陈代谢等方面均有良好的功能调节作用。经常参加太极拳锻炼,可调节中枢神经的功能,改善内脏器官的血液循环,增强机体抗病能力,所以说慢性胃炎病人可以打太极拳。太极拳可以促进腹腔的血液循环,改善胃部的营养状况,增加胃肠的蠕动。如果长期坚持打太极拳,可以促进慢性胃炎病人炎症逐渐消失,使其胃肠功能逐渐恢复正常。

三、用药指导

1. 慢性胃炎病人应注意避免服用哪些对胃黏膜有损害的药物?

一些药物长期服用,会对胃黏膜造成损害,导致胃炎及溃疡病的发生。会对胃黏膜造成损害的药物主要有以下 4 类。

(1) 解热镇痛类药物:主要有阿司匹林、对乙酰氨基酚、吲哚美辛、布洛芬等,有些止痛片是上述几种药的混合物,这类药物在胃内可直接破坏胃黏膜屏障,损伤胃黏膜,对于慢性胃炎的病人,其胃黏膜本身有病变,防御功能不足,更易因服此类药物而加重病情。现在,很多治疗感冒的西药,也都含有解热镇痛药物,服后也能引起胃黏膜损伤。

(2) 激素类药物:如泼尼松、地塞米松、可的松等,这类药物有促进胃酸和胃蛋白酶分泌的作用。慢性胃炎病人尤其是伴有高酸性胃炎、胃和十二指肠溃疡病的病人在使用上述药物后,会诱发及加重病情,严重者可出现胃出血和穿孔。

(3) 抗菌药物:如红霉素等。

(4) 其他:洋地黄、碘剂、四环素、氯化铵、奎宁、利舍平、组织胺等药物,均有不同程度的损伤胃黏膜的作用。

2. 慢性胃炎病人合并其他疾病,需服用一些对胃黏膜有损害的药物时,应注意哪些?

一般来说,在胃病的急性期、活动期是禁止服用上述药物的。在胃病的稳定期、缓解期,合并其他疾病,必须使用以上药物的情况下,首先应在饭后服药,避免空腹服药,这样能减少药物与胃黏膜的直接接触,从而减少胃黏膜的损害。还可在服药前,先服用胃黏膜保护剂,如硫糖铝、丽珠得乐、胃得乐、复方氢氧化铝、复方铝酸铋必治、甲氰米胍等,能在胃黏膜上形成一层保护膜,使其不容易受到损害。也可以服用健脾补气与和胃的中成药,如健脾丸、香砂养胃丸等。再则,可使用中药代替对胃黏膜有刺激的药物。

3. 如果存在幽门螺杆菌感染,如何治疗,是否一定要服用抗生素杀菌呢?

幽门螺杆菌具有很强的传染性,可以通过被感染的食物和水进入人体,在胃黏膜上"落户定居"、繁殖,先导致胃炎,很大一部分人往往无明显症状,一部分人可以发展成胃溃疡,少部分严重者则发展为胃癌。若有胃部不适的症状且发现感染幽门螺杆菌,请在医生的指导下结合自身的病情决定是否服用抗生素治疗,有些病人即使服用抗生素仍很难彻底消除,会终身带菌。

四、护理指导

1. 幽门螺杆菌是否有传染性？它是如何传染的？如果发现感染，日常生活应该注意哪些方面？

幽门螺杆菌有很强的传染力，唾液传染是幽门螺杆菌的重要传播途径之一，老百姓由于传统的饮食习惯，大多数人就餐时不分餐，经常在外就餐的人被感染的概率也会大大增加，频繁出差的人也须多加注意，极易发生幽门螺杆菌的相互感染。还有一些家长喜欢用自己的筷子夹菜给孩子吃、亲吻宝宝、用嘴试食物的温度、甚至嚼好了食物再喂给小孩，这都有可能传染。此外，接吻也可引起幽门螺杆菌的传染。建议居家中要搞好卫生，使用公筷，每天将碗筷煮沸 10～15 分钟，养成良好的饮食习惯。还需注意避免食用刺激性食物，由于刺激性食物容易刺激胃黏膜，致使胃的抵抗力低下，从而容易导致幽门螺旋杆菌的入侵。

2. 慢性胃炎病人睡眠时注意事项哪些？

慢性胃炎病人睡前不要进食。睡前进食会增加胃肠道消化负担，促进胃酸分泌，不利于胃炎的恢复。睡眠是人体休整的过程，不会消耗太多能量，胃肠道的不适，反而会影响睡眠质量。睡前进食还会使能量储存在体内转化成脂肪，造成肥胖，长此以往会引发糖尿病、高血压、动脉粥样硬化、心脏病等的发生。

3. 保持口腔卫生对慢性胃炎病人有哪些好处？

不洁的口腔内和被污染的牙刷上暗藏着大量幽门螺杆菌，牙缝以及牙刷深部所遗留的食物残渣，为这些病菌提供了良好的滋生条件。幽门螺杆菌随唾液和饮食进入胃内，是导致胃溃疡、胃炎复发的根本原因。预防胃肠病，保持口腔卫生非常重要。防止病从口入，要做到每天刷牙两次（早、晚各一次），而且是认真仔细地刷，牙刷要定期换，久用不换的牙刷也会成为污染源。佩戴义齿的病人也需注意义齿的清洁工作。

4. 出现腹痛时该如何应对？

在没弄清楚腹痛的原因前请不要服用止痛药和麻醉药，因为会引起腹痛的原因有很多，某些急性腹痛需要紧急的外科手术处理，如果在确诊之前盲目服用止痛药或麻醉药，虽然疼痛得到暂时缓解，但会掩盖病情，导致诊断困难，耽误治疗。

当腹痛原因查明以后，可以根据医生的指导，服用一些解除痉挛的药物或止痛药，也可以采用针灸等中医技术来达到止痛的效果。

5. 哪些腹痛需要马上去医院就诊？

慢性胃炎病人可能平时就存在有慢性的上腹部不适，如果出现下面几种情况，请立即就诊：①突发的严重腹痛；②腹痛伴有发热；③腹痛伴有呕吐；④腹痛伴有面色苍白、冷汗淋漓、手足冰冷；⑤腹痛原来在中上腹部，但几小时后，变为右下腹痛；⑥腹痛伴便血或便秘、腹泻；⑦女性停经后突发剧烈的腹痛；⑧外伤后出现的腹痛。

6. 慢性胃炎病人出现呕血时需如何处理？

慢性胃炎病人若出现疾病进展或是合并有其他疾病（如食管炎、食管溃疡、食管癌、胃及十二指肠溃疡、胃癌、食管胃底静脉曲张破裂、胆道疾病、胰腺癌等），或因饮食不慎或服用某些药物（肾上腺皮质激素、解热止痛类药物、抗生素等）等各种原因导致呕血，此时病人及家属不要惊慌失措，最重要的是镇定，让病人平卧，头侧向一边，注意防止因呕出来的血呛到气管里导致窒息等情况的发生，病人如果呕出的是咖啡样的液体，量也不多，则不会有太大的生命危险，密切观察病人的病情，如面色、脉搏、精神状况等，这种情况也需要去医院就诊查明原因；如果病人呕吐大量鲜血，请立即送往医院就诊进行处理。

7. 出现便血、黑便时需如何处理？

出现黑便时不一定是便血，食用过多的肉类、猪肝、动物血，或是服用某些药物,如铁剂等,都会导致粪便颜色变暗褐色或黑色,停用后粪便颜色会恢复正常,此时无需过多担心,也可去附近医院检查大便常规及隐血试验就可判断是否存在胃肠道出血。如果存在大便隐血试验阳性,则需进一步检查明确原因。若便血量较大、颜色呈鲜红色或暗红色、伴有剧烈腹痛、呕血、头晕、全身乏力等情况,请保持冷静,使病人平卧,立即送往医院就诊。

8. 慢性萎缩性胃炎病人如何预防发生癌变?

萎缩性胃炎与胃癌有一定的关系,任其发展,部分病例会发展成胃癌。因此,一定要采取预防措施认真对待,如抗菌治疗、口服胃黏膜保护剂、提高胃酸浓度,并服用纤维素酶提高人体免疫力使病情保持稳定,争取彻底治愈,以避免胃癌的发生。对萎缩性胃炎伴有不完全性结肠型肠上皮化生和不典型性增生的病人,要定期做胃镜复查。一般性萎缩性胃炎3年复查1次,不完全性结肠型上皮化生伴轻度不典型增生则1年1次,伴中度不典型增生者3个月1次,伴重度不典型增生(癌变率10%以上)应视为癌变,可予以手术切除。

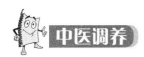

1. 慢性胃炎病人常用中成药有哪些?

(1) 香砂六君丸:口服,每次6~9 g,每天2次。有益气健脾、和胃功效。用于脾虚气滞,消化不良,嗳气食少,脘腹胀满,大便溏泄。慢性胃炎病人症见胃脘胀痛、食少倦怠、恶心呕吐等可服用。

注意事项:①忌食生冷油腻不易消化食物;②不适用于口干、舌少津、大便干者;③不适用于急性胃肠炎,主要表现为恶心、呕吐、大便水泻频频,脘腹作痛。

(2) 补中益气丸:口服,一次8~10丸,每天3次。有补中益气、升阳举陷功效。用于体倦乏力,胃肠虚弱、食少腹胀、内脏下垂等。慢性胃炎病人症见胃脘胀痛、食少倦怠、久泻、脱肛、子宫脱垂等可服用。

注意事项:①本品不适用于恶寒发热表证者,暴饮暴食脘腹胀满实证者;②不宜和感冒类药同时服用;③高血压病人慎服;④服本药时不宜同时服用藜芦或其制剂;⑤本品宜空腹或饭前服为佳,亦可在进食同时服;⑥服药期间出现头痛、头晕、复视等症,或皮疹、面红者,以及血压有上升趋势,应立即停药。

(3) 胃苏冲剂:开水冲服。一次 15 g,每天 3 次。15 天为 1 个疗程,可服 1~3 个疗程。有理气消胀、和胃止痛功效。主治胃脘胀痛。慢性胃炎病人症见上述症状者可服用。

注意事项:本品含蔗糖,糖尿病病人不宜服用。

2. 慢性胃炎可以选择哪些穴位按摩来进行辅助治疗?

(1) 足三里

定位:位于小腿外侧,犊鼻下 3 寸,胫骨前缘外侧一横指处。

主治:胃痛、呕吐、呃逆、腹胀、腹痛、肠鸣、消化不良、泄泻、便秘、痢疾等症。

按摩方式:端坐凳上,四指弯曲,按放在小腿外侧,将拇指指端按放在足三里穴处正确位置,作点按活动,一按一松,连做 36 次。两侧交换进行。这样的动作可以重复进行,闲下来就可以做的,很方便,当然注意按摩需要在饭后 1 小时后进行为宜。

(2) 中脘穴

定位:位于人体上腹部,前正中线上,当脐中上 4 寸。取穴时,可采用仰卧的姿势,胸骨下端和肚脐连接线中点即为此穴。

主治:胃痛、吞酸、呕吐、腹胀、腹泻、腹痛、便秘等症。

按摩方式:两手叠加顺时针按摩这个穴位。需要注意的是,在按摩这个穴位的时候会出现酸痛的情况,甚至还可能伴随有打嗝的症状,这都是正常的。在按摩的时候要有一定的力量,并且坚持按摩5分钟左右,效果更佳。在按摩的时候最好用两只手,一只手可能会出现力量不够,同时也不容易揉搓到这个穴位。经常按摩这个穴位能够很好地治疗胀气及胃痛的情况,并且能保健身体。

(3) 内关穴

定位:位于前臂掌侧,当曲泽与大陵的连线上,腕横纹上2寸,掌长肌腱与桡侧腕屈肌腱之间。

主治:配足三里、中脘主治胃痛、吐泻等症。

按摩方式:用一只手握紧另一只被按摩手臂的下端,使这只手的大拇指垂直按在内关穴上。用指尖有节奏地进行按压,按摩以产生酸、麻、胀的感觉为最好。

4. 慢性胃炎治疗的药膳有哪些?

(1) 猪肚粥

用料:猪肚500 g,粳米150 g。

制法:把猪肚洗净,加水煮至七成熟时捞出,切成细丝备用。粳米洗净,与猪肚丝一同放入锅中,加入适量清汤熬成粥即可食用。

功效:健脾和胃。适用于慢性胃炎消化不良的病人。

(2) 党参麦冬瘦肉汤

用料:猪瘦肉500 g,党参60 g,生地黄30 g,麦冬30 g,红枣10个(去核)洗净。

制法:猪瘦肉洗净,切块。把全部用料放入锅内,加清水适量,武火煮沸后,文火煲1小时,加入食用油、盐调味后稍煲即可。

功效:增液润燥,养胃生津。适用于慢性胃炎阴液不足的病人,症见口渴、便秘、舌干红等。

(3) 黄豆排骨汤

用料:黄豆150 g,排骨600 g,大头菜、生姜各1片,盐少许。

制法:黄豆洗干净,滴干水,放入锅内略炒,不加油。大头菜切片,浸透,去咸味,洗干净。生姜洗干净,去皮,切片。排骨洗干净,剁成段,放入沸水中煮5分钟,捞出。瓦煲内加入适量清水,武火煲至水沸后放入用料,至水再沸起,改用文火继续煲至黄豆熟透,以少许盐调味即可。

功效:健脾开胃,去湿消肿。适用于慢性胃炎病人。

5. 平时如何自我调理、避免慢性胃炎的复发?

(1) 养成良好的生活起居及饮食习惯:大部分慢性胃炎病人都有熬夜、应酬、无节制的吸烟、饮酒、宵夜、喜好味重食物(辣味、过咸、过甜、过油腻或过酸)、饥一餐饱一餐或暴饮暴食等。这些都是对我们的胃健康极为不利的,是诱发胃炎的重要因素,平时就应该戒除这些不良习惯。如果不幸已经患上了胃炎,那么这些不良习惯是一定不能有的,一定要养成按时作息以及合理饮食,以温、软、淡、素、鲜为宜。

(2) 注意情绪的调节:保持心情舒畅,避免紧张、烦躁、忧虑的情绪,切勿动怒,否则很容易会加重病情。

(3) 尽量避免服用解热镇痛药:如果必须服用,应在饭后服用,并适当加服胃黏膜保护剂,减少对胃的刺激。

(4) 注意保暖:胃炎的发生与我们身体的抵抗力下降有关,特别是在寒冷的环境下,我们的抵抗力更是要比平时低,所以一定要注意保暖,尤其是对于胃炎的病人来说,更应如此。

(5) 适量的运动:积极、适量的运动对于胃炎病人来说也是必要的,每次运动大约1个小时,运动量以自身能承受或者微微出汗为宜。

6. 冬季盲目进补对慢性胃炎病人有何危害?

盲目服用滋腻的补品对于肠胃来讲是不利的。必须先调理好脾胃功能,否则很容易出现雪上加霜的负面效果,服后会出现脘腹闷胀,食欲不佳。冬季进补,并非人人需要。确实有需要的也请在医生的建议下服用,也并非是越贵越好,只有适合你体质的才是好的。

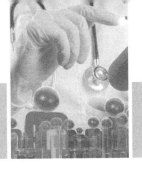

第二章 胃溃疡

胃溃疡,是位于贲门至幽门之间的慢性溃疡,是一种消化系统常见的疾病,胃溃疡是消化性溃疡中最常见的一种,主要是指胃黏膜被胃消化液自身消化而造成的超过黏膜肌层的组织损伤。其典型表现为饥饿不适、饱胀嗳气、泛酸或餐后定时的慢性中上腹疼痛,严重时可有黑便与呕血。

大量研究充分证明,幽门螺杆菌感染是消化性溃疡的主要原因,长期服用某些易致胃溃疡的药品(如阿司匹林、皮质类固醇、解热镇痛药、抗生素等)也易致此病发生,长期吸烟、饮酒和饮用浓茶、咖啡似亦有一定关系。消化性溃疡的最终形成是由于胃酸/胃蛋白酶自身消化所致,胃酸是溃疡发生的决定性因素。

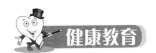

健康教育

一、饮食指导

1. 胃溃疡病人基本的日常饮食原则是什么?

胃溃疡病人饮食烹调要得当,以蒸、烧、炒、炖等法为佳。吃饭定时足量,细嚼慢咽,进食时保持思想松弛、精神愉快的状态。在溃疡活动期,以进食流质或半流质、易消化、富有营养的食物为好。最好选用易消化,并含足够热量、蛋白质和维生素丰富的食物。还要选择对溃疡愈合有利的食物,为避免病人大便干燥,还需常吃些琼脂、香蕉、蜂蜜等能润肠的食物。

2. 胃溃疡出血时还能进食吗?

消化道出血是胃溃疡的常见并发症,能否进食要根据具体的病情而定。对于病情较轻、出血量小的病人而言,不需要禁食。但进食的种类应以流质或半流质为宜,且食物不能过热。如豆浆、稀米汤、面条等食物对胃黏膜的刺激性较小,可以食用。如果病人出现的是大出血、幽门梗阻、呕吐频繁,甚至出现失血性休克,则应立即禁食,去医院就诊。

3. 胃溃疡病人如何选择米类?

有动物实验证实,陈旧大米的米油有致胃溃疡的作用,新鲜大米中的米油对胃黏膜有保护作用,而我国南方由于潮湿的环境,大米易发生霉变,而食用陈米,胃黏膜就更易受到损害。我国人民多有贮新吃陈的习惯,这对胃黏膜是不利的。为了减少大米营养成分丢失,有人主张吃前不用水淘,若是新鲜干净的大米尚可,而陈大米多有真菌污染,其毒素有较强的致癌作用,必须淘米以后才能吃。

4. 胃病病人饮茶有什么好处?

经常饮茶会明显减少幽门螺杆菌的感染,饮茶的年数越长和饮茶量越多,则幽门螺杆菌阳性者越少。不过喝茶也是有讲究的,如胃溃疡病人喝茶最好是喝红茶。因为绿茶属于不发酵茶,茶多酚含量较高,并保持了其原始的性质,刺激性比较强;而红茶是全发酵茶,茶多酚含量较少,还经过熟化过程,刺激性弱,较为平缓温和,适合胃病病人服用。尤其对脾胃虚弱的人来说,喝红茶时加点奶可以起到一定温胃的作用。

5. 胃溃疡病病人为什么应避免喝咖啡和浓茶?

咖啡中所含有的咖啡因和茶叶中的茶碱都会对胃产生一定的刺激,可以损伤胃黏膜屏障,进而引起炎症甚至溃疡性病变,所以胃溃疡病人应当避免饮用咖啡,喝茶时不宜太浓,以免加重胃病。

6. 胃溃疡病人为什么不能饮用果醋?

胃溃疡病人不宜喝果醋,因为果醋酸性较高,含有微量醋,空腹时大量饮用,对胃黏膜的刺激作用较强,容易引起胃溃疡加重。如果确实想喝,那就必须控制饮用量,且最好在饭后饮用,减少对胃的刺激。

7. 做菜勾芡对胃肠道有什么好处?

勾芡所用的芡汁大部分用淀粉和水搅拌而成,淀粉在高温下糊化,具有一定的黏性,有很强的吸水和吸收异味的能力。一般的菜肴,其汤比菜味浓,而且汤中还有许多矿物质、维生素等营养物质。勾芡会使汤汁裹在原料上,减少食物中营养素的损失。勾过芡的菜适合有胃病的人吃。因为淀粉是由多个葡萄糖分子缩合而成的多糖聚合物,它可与胃酸作用形成胶状液,附在胃壁上,形成一层保护膜,防止或减少胃酸对胃壁的直接刺激,保护胃黏膜。

8. 为什么要避免食用腌制、熏制和油炸食品?

专家提示长期食用熏制食品可以诱发癌症。因为在熏制的食品中有相当高的多环烃类(3,4-苯并芘)化合物,这是一种高致癌物质。长期食用,易导致消化道癌症。饮食应新鲜、质软、容易消化,以减轻胃的工作负担,利于胃病的早日康复。

9. 胃溃疡病人该如何选择牛奶?

胃溃疡病人最好少喝牛奶,尤其是有糖成分的,包括全脂、低脂牛奶,而应选择"无糖"脱脂牛奶,以减少胃酸刺激。一般建议,体形偏瘦的人每天早晚喝无糖脱脂奶各 100 ml,体形偏胖的人则可增加到每天早晚各 200 ml。

二、运动指导

1. 胃溃疡病人日常运动的原则有哪些?

胃溃疡病人饭前不宜进行剧烈运动。消化性溃疡病人有穿孔、出血或癌变可能时,不宜进行运动锻炼。有明显幽门梗阻时,也不宜进行运动治疗。溃疡处于活动期的病人,要避免或减少腹部运动,以免增加出血或穿孔的可能,宜在病情恢复或好转后再进行适量的运动。如果伴有严重器官功能衰竭时,也不宜采用运动治疗。在运动前1~2小时、运动中及运动后都要饮用适当的净水,不要到口渴时才喝水。可适当配合按摩治疗,这对症状改善可有一定帮助,也对改善胃肠道的血液循环有一定作用,以促进溃疡的愈合。

2. 胃溃疡病人适合哪些运动?

病人无明显自觉症状、大便隐血试验阴性的病人可以运动,锻炼以太极拳为主,可练全套简化太极拳或选其中几节动作,如云手、如封似闭、揽雀尾等,反复练习,每天1~2次,每次8~10分钟。一般要求练后全身发热,微汗为好。运动量可通过架势和重复次数来控制,并应根据不同体质和病情进行调整。

散步可在环境优美的平地自由行走,以每分钟60~80 m的速度走20~30分钟,行进1 200~2 400 m。

慢跑以每分钟90~100 m的速度跑2 000~3 000 m,开始可分数次完成,以后一次完成,每天1次。

3. 饭后可以做哪些活动?

(1) 饭后按摩腹部:饭后按摩腹部,可以促进胃肠蠕动以及腹腔内的血液循环,还可以作为一种良性刺激,通过神经传入大脑,有利于中枢神经系统功能的调节,起到健身防病的作用。

(2) 饭后漱口:胃溃疡重要的致病因子——幽门螺杆菌,可以通过食物、餐具、牙具而传染,所以一定要注意饮食卫生。饭后要漱口或刷牙，集体用餐时应实行分餐制。

三、用药指导

1. 哪些药物易致溃疡病的发生？

一些药物长期服用，会对胃黏膜造成损害，导致胃溃疡的发生。会对胃黏膜造成损害的药物主要有以下 4 类。

（1）解热镇痛类药物：主要有阿司匹林、对乙酰氨基酚、吲哚美辛、布洛芬等，有些止痛片是上述几种药的混合物，这类药物可直接破坏胃黏膜屏障，损伤胃黏膜，导致胃溃疡的发生和发展。

（2）激素类药物：如泼尼松、地塞米松、可的松等，这类药物有促进胃酸和胃蛋白酶分泌的作用。长期服用会使胃酸分泌增加，会诱发及加重病情，严重者可出现胃出血和穿孔。

（3）抗菌药物：如红霉素等大环内酯类抗生素，容易造成胃部的不适。

（4）其他：洋地黄、碘剂、四环素、氯化铵、奎宁、利舍平、组织胺等药物，均有不同程度的损伤胃黏膜的作用。

2. 胃溃疡病人症状消失后为什么不可马上停药？

胃溃疡的复发率可高达 50% 以上，溃疡复发部位可在原来的同一部位出现，也可发生在不同部位，因此防止胃溃疡复发是目前治疗溃疡病的重点。

许多胃溃疡病人在症状消失后，会忽略服药时间，或是不愿继续服药，这种做法不利于溃疡的治疗，当临床症状消失时只是提示溃疡向愈合的方向发展，溃疡症状的轻重并不完全与溃疡愈合的程度成正比，即使在胃溃疡治愈后，病人还应进行一定剂量的维持治疗，以达到防止和减少胃溃疡复发的目的。

3. 为什么溃疡病病人应睡前服药？

大多数治疗溃疡病的药物每天最后一次服药的时间都在临睡

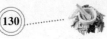

前,这是因为此时这类药物会对胃肠道黏膜起到一层保护膜的作用,可减少或阻断溃疡面与胃酸的直接接触,降低胃内酸度,从而促进溃疡面的愈合。此外,由于胃酸的分泌具有昼少夜多的规律,白天由于食物的刺激会使胃酸的酸度得到缓解,对于溃疡面的刺激减少,而夜间受到相关神经调节的作用会使胃酸分泌过多,此时没有食物进行调节,就会使酸度增强,对溃疡面的刺激会增强,因此,治疗溃疡病的药物,宜在临睡前服用。

4. 治疗胃溃疡的药为什么不能与维生素C同服?

维生素C可增强免疫力,预防感冒,并能增强毛细血管弹性,促进溃疡面愈合,宜于胃溃疡病人服用。不过,对于胃溃疡病人来说,应避免维生素C与溃疡药同时服用,而是错开2小时服用。这是由于胃溃疡病人的胃酸较多,多数治疗溃疡的药物是以中和胃酸为主,含有碳酸氢钠、碳酸镁等碱性成分,而日常服用的维生素C呈酸性,如果两者同时服用,就会发生酸碱中和反应,使两种药物都失去药效。而2小时后,药物经过代谢已经完全被分解吸收,不会与维生素C发生反应。

此外,胃溃疡病人在服用维生素C时,应先吃点儿东西,通常饭后服用效果更佳。需要注意的是,服用维生素C时,不宜吃动物肝脏,以免影响药效。

四、护理指导

1. 胃溃疡病人日常的护理原则是什么?

(1)必须坚持长期服药。由于胃溃疡是一种慢性病,易复发,要使其完全愈合则须坚持长期服药,切不可症状稍有好转便骤然停药,也不可用某种药物刚过几天,见症状未改善,又换另一种药。一般来说,一个疗程服药4~6周,疼痛缓解后还需巩固治疗1~3个月,甚至更长时间。

第二章 胃溃疡

(2) 调畅情志,消除精神紧张。胃溃疡是一种典型的身心疾病,心理因素对消化性溃疡影响很大。精神紧张、情绪激动,或过分忧虑对大脑皮质产生不良的刺激,引起自主神经功能紊乱,不利于食物的消化和溃疡的愈合。保持轻松愉快的心情,是治愈消化性溃疡的关键。

(3) 养成规律的生活习惯,注意气候变化。溃疡病发作与生活习惯及气候变化有一定的关系,因此胃溃疡病人必须注意气候变化,根据天气冷暖及时添减衣物。

(4) 避免服用对胃黏膜有损伤的药物。某些药物如阿司匹林、地塞米松、泼尼松、吲哚美辛等,对胃黏膜有刺激作用,可加重胃溃疡的病情发展,所以应尽量避免使用,如果因疾病需要非服不可,或向医生说明改用其他药物来替代,或遵医嘱配合服用其他胃黏膜保护的药物,或放在饭后服用,减少对胃的刺激。

(5) 消除幽门螺杆菌的感染。幽门螺杆菌是胃溃疡的一大致病因素,采用抗生素治疗根除幽门螺杆菌对溃疡的愈合起很大的作用。

2. 胃溃疡病人如果出现腹痛,在家如何缓解?

(1) 尽量把皮带松开,这样可以让腹部舒服点。平常也应尽量穿舒适宽松的衣服,以避免腹部受压,腹压大可间接挤压胃部导致胃的通降功能失常。

(2) 畏寒的人常常是因为食用过冷的食物而导致胃痛发作,这时可以喝些热水,或是用热水袋敷一会儿胃部,疼痛就能够得到一定的缓解。

(3) 胃痛常常是因为饥饿产生的,这个时候如果有软质食物,可以吃一些,如苏打饼干等,但是不要喝牛奶,也不要吃过硬的食物。

(4) 对于经常在晚上出现胃酸反流的人来说,最好采用右侧在上、左侧下的睡姿,同时把头部垫高,这样就可以避免胃酸反流的问题。

3. 胃溃疡有哪些并发症?

胃溃疡有以下 4 种并发症,严重者威胁人的生命,尤其需要重视。

(1) 上消化道出血:上消化道出血是消化性溃疡最常见的并发症,有 20%～30% 的溃疡病人曾有出血病史。消化性溃疡并少量出血者多数可以自行停止。若出血表现为呕血或便血,应立即到医院就诊。

(2) 溃疡穿孔:消化性溃疡穿孔临床上可分为急性、亚急性和慢性 3 种。十二指肠溃疡发生率高于胃溃疡。以 30～50 岁多见,十二指肠溃疡穿孔多见于 40 岁以下的青壮年,而胃溃疡穿孔以 50 岁以上的中老年居多。

(3) 幽门梗阻:消化性溃疡病人约 10% 可能并发幽门梗阻,大多发生于十二指肠溃疡,其次为幽门管或幽门前溃疡。消化性溃疡并发幽门梗阻老年人多见,以男性为主。

(4) 癌变:慢性胃溃疡是否会癌变,目前尚有争议。多数学者认为胃溃疡癌变是存在的,其癌变率估计在 1%～7%,胃溃疡癌变常发生于溃疡边缘,十二指肠溃疡一般不发生癌变。

5. 出现呕血时需如何处理?

胃溃疡病人出现呕血时,谨记不要惊慌失措,让病人平卧,头侧向一边,注意防止因呕出来的血呛到气管里导致窒息等情况的发生,病人如果呕出的是咖啡样的液体,量也不多,则不会有太大的生命危险,密切观察病人的病情,如面色、脉搏、精神状况等,情况稍有好转后需要去医院就诊在医生指导下进行治疗;如果病人呕吐大量鲜血,则请立即送往医院就诊进行处理。

6. 出现便血、黑便时需如何处理?

出现大便颜色变黑时要注意区别,是因为消化道溃疡出血还是因为食用过多的肉类、猪肝、动物血或是服用某些药物(如铁剂)

等导致粪便颜色变暗褐色或黑色,如果是后者停用后粪便颜色会恢复正常,此时无需过多担心,也可去附近医院检查大便常规及隐血试验就可判断是否存在胃肠道出血,如果存在大便隐血试验阳性,则需进一步检查明确原因。若便血量较大、颜色呈鲜红色或暗红色、伴有剧烈腹痛、呕血、头晕、全身乏力等情况,请保持冷静,使病人平卧,立即送往医院就诊。

7. 为什么老年人应警惕无痛性溃疡?

溃疡病的主要症状为上腹部节律性、周期性疼痛,如果病人虽然出现胃黏膜溃疡,却缺乏上腹部节律性疼痛的症状,则称为无痛性溃疡病,且老年人占大多数,这是因为随着年龄的增长,疼痛敏感性降低。无痛性溃疡的主要症状为:

(1) 疼痛大多无规律、不明显、病程短,但极易引发出血、穿孔和癌变。

(2) 由于老年人的胃和十二指肠壁的血管都逐渐硬化,因此常常会突然发生出血的情况,并且出血量大,不易停止,从而极易发生失血性休克,如果抢救不及时就会危及生命。

(3) 有些老年病人可能因出血较多、血压骤降而诱发脑血栓和心肌梗死。所以,老年应警惕无痛性溃疡病。尤其是对无法解释的进行性贫血、食欲减退、体重减轻、疲乏无力等症状,更应重视。应及时到医院进行相关检查,以便及早确诊,及早治疗。

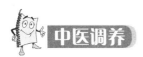

1. 胃溃疡经常应用哪些中成药治疗?有哪些注意事项?

(1) 良附丸:口服。一次 3~6 g,每天 2 次。有温胃理气功效。用于寒凝气滞,脘痛吐酸,胸腹胀满。

注意事项:①胃部灼痛,口苦便秘之胃热者不适用。②有高血压、心脏病、肝病、糖尿病、肾病等慢性病严重者应在医师指导下服用。③儿童、孕妇、哺乳期妇女、年老体弱者应在医师指导下服用。

(2) 黄芪建中丸:口服,一次1丸,每天2次。有补气散寒、健胃和中功效。用于中气不足,心跳气短,恶寒腹痛,身体虚弱。

注意事项:①感冒发热病人不宜服用。②该药品宜饭前服用。③高血压、心脏病、肝病、肾病等慢性病病人应在医师指导下服用。

(3) 胃复宁胶囊:口服,一次4~6粒,每天3次。有消食化积、止痛、制酸功效。用于胸腹胀满,食欲不振。

注意事项:①前列腺肥大、青光眼病人禁用。②哺乳期妇女禁用。③不适用于脾胃阴虚,主要表现为口干,舌红少津,大便干。④不适用于心脏病心慌心动过速者。

2. 改善胃溃疡症状的饮食药膳有哪些?

(1) 红茶蜜糖饮

用料:红茶5 g,蜂蜜、红糖各适量。

制法:把红茶置于杯中,用沸水冲泡,加盖闷10分钟,加入红糖、蜂蜜调匀即成。

功效:和中润燥,养胃止痛。适用于胃痛缠绵、久痛不愈、神疲乏力的老年消化性溃疡病人。

(2) 黄芪姜枣蜜藕羹

用料:黄芪20 g,生姜10 g,红枣10枚,藕粉50 g,蜂蜜30 g。

制法:黄芪、生姜洗净,均切成片。红枣洗净,去核。藕粉用凉沸水拌匀。把黄芪、生姜、红枣一同放入锅中,加入适量的清水,用武火煮沸,转用文火煮半小时,去渣取汁。把汁再次煮沸,加入藕粉拌匀成羹,待温时加入蜂蜜即成。

功效:补中益气。适用于中老年溃疡病病人。

(3) 肉末炒猴头菇

用料:鲜猴头菇 250 g,猪瘦肉 150 g,葱花、姜末、食用油、精盐、鸡精、料酒各适量。

制法:猪肉洗净,剁成末。猴头菇洗净,切成片。锅内注油烧热,加入葱花、姜末爆香,下入肉末,翻炒。加入猴头菇、精盐、料酒,翻炒至熟,加入鸡精,拌匀即可。

功效:暖脾和胃。适用于消化性溃疡病人。

(4) 竹荪三七鸡肉片

用料:鸡脯肉 200 g,干竹荪 50 g,三七 5 g,鸡蛋 1 个,葱花、姜末、食用油、鲜汤、料酒、鸡精、精盐、湿淀粉各适量。

制法:把竹荪在温水中泡软,入沸水中煮后捞出,顺纤维方向剖开,切成片。三七烘干研成末。鸡肉洗净切成片,加入三七粉、精盐、鸡精、鸡蛋清、料酒、湿淀粉拌匀稍腌。另用葱花、姜末、鸡精、料酒、鲜汤调成料汁。锅内注油烧热,下入葱花、姜末爆香,加入鸡肉片,炒至七成熟,加入竹荪片和料汁,炒熟即可。

功效:补益脾胃。适用于消化性溃疡出血恢复期病人。

3. 如何避免饭后养生误区?

在日常生活中,很多我们已经习以为常的生活方式其实都对我们的身体有害无益,一定要引起重视。

(1) 吃水果:在吃水果的时间上,目前大多数人还存在一个很大的误区,即把水果当成饭后甜品。殊不知,水果中的有机酸会与其他食物中的矿物质结合,影响食物的消化吸收。饭后吃水果还会加重胃的负担。食物进入胃以后,需要经过 1～2 小时的消化,如果饭后立即吃水果,就会被先前吃进的食物阻挡,致使水果不能正常地被消化。时间长了,就会发酵,产生毒素,引起腹胀、腹泻或便秘等症状。因此,饭后吃水果是一种错误的生活习惯。吃水果的正确时间是饭前 1 小时和饭后 2 小时左右(柿子等不宜在饭前食用)。

(2) 饭后饮浓茶:茶叶中含有大量鞣酸,饭后喝茶,会使胃中没来得及消化的蛋白质同鞣酸结合在一起形成不易消化的沉淀物,影响蛋白质的吸收。茶叶还会妨碍铁元素的吸收,长期下去甚至能够引发缺铁性贫血。因此,讲究饮茶养生的人,不应在饭后喝茶,应隔2~3小时后再喝。

(3) 饭后放松腰带:很多人吃饭过量后感觉很撑,常常放松皮带扣,这样会使胃部下垂。长期松腰带会造成没有饱腹感,传递出一个错误的信号——还没有吃饱,长期下去会造成过度饮食而肥胖。吃饭要细嚼慢咽,感觉有七成饱就停一停,因为有些人的饱腹感出现较慢,这时候松腰带会造成进食过量。

(4) 洗澡:饭后洗澡同样不是一个好习惯,饭后洗澡,体表血流量会增加,胃肠道的血流量便会相应减少,从而使胃肠的消化功能减弱,引起消化不良。

(5) 抽烟:抽烟对身体有害,饭后抽烟则更甚。饭后人体消化系统活动频繁,如果在这个时候吸烟,肺部和全身组织吸收烟雾的力度大大加强,致使烟中有害成分大量被吸收,会给人体功能和组织带来比平时吸烟大得多的伤害。

(6) 散步:俗话说"饭后百步走,活到九十九",但实际上饭后立即散步,会影响消化系统的工作,还有可能造成胃下垂。建议最好吃完饭先缓一缓,一个小时以后再去散步。

(7) 开车:饭后由于消化的需要,血液大多集中到了胃部,大脑处于暂时缺血的状态,这时开车容易导致操作失误,发生车祸。因此,饭后1小时再开车更安全。

(8) 唱卡拉OK:刚吃饱后胃容量加大,血流量增加,此时唱歌会使隔膜下移,腹腔压力增加,轻则引起消化不良,重则引发肠胃不适等其他症状。因此,最好在饭后1小时左右,食物正常消化后再去唱卡拉OK,或者干脆先唱歌然后再去吃饭。

4. 应该先吃饭吃菜再喝汤,还是先喝汤再吃饭?

先吃饭吃菜,再喝汤润喉,饭后来点甜点,最后吃水果,这是人们传统的进餐习惯,过去也没有人质疑这有什么不对。随着患胃肠病的人数与日俱增近几年来一些健康专家开始探究其中潜藏的一些问题,发现大多数人都吃错了顺序。

  正确的顺序应该是:先喝汤再吃饭。每顿饭应先喝小半碗汤或小半杯新鲜果汁,接着吃沙拉或蔬菜,然后吃荤菜等。这样可减少胃肠的负担,达到健康饮食的目的。

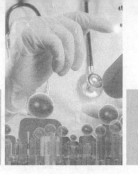

第三章 上消化道出血

上消化道出血是指屈氏韧带以上的消化道,包括食管、胃、十二指肠或胰胆等病变引起的出血,胃空肠吻合术后的空肠病变出血亦属这一范围。呕血、黑便是其常见临床症状,其病因很多,常见者有消化性溃疡、急性胃黏膜损害、食管胃底静脉曲张和胃癌等。引起上消化道出血最主要的原因就是平日饮食不当。

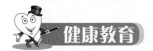

一、饮食指导

1. 上消化道出血病人日常饮食应当注意什么?

日常饮食对防止上消化道出血的发生及预后有很大关系,故应引起重视,应注意以下 5 点。

(1) 饮食要有节制,吃饭定时足量,细嚼慢咽,不同时看电视报纸等引起注意力分散。既往有胃溃疡病史的病人,在溃疡活动期,以进食流质或半流质、易消化、富有营养的食物为好。

(2) 食物要容易消化,并含足够热量、蛋白质和维生素丰富的食物。富含维生素 A、维生素 B 族、维生素 C 的食物有新鲜蔬菜和水果等;富含热量的食物有稀饭、细面条、软米饭等;富含蛋白质的食物有鸡蛋、瘦肉、豆制品等。

（3）不吃煎炸油腻的食物,不吃较硬的食物,如坚果类,以免损伤胃肠黏膜,引起出血。

（4）对于病情较轻、出血量小的病人而言,不需要禁食。但进食的种类应以流质或半流质为宜,且食物不能过热。如豆浆、稀米汤、面条等食物对胃黏膜的刺激性较小,可以食用。

（5）如果病人出现的是大出血、幽门梗阻、呕吐频繁,甚至出现失血性休克,则应立即禁食,去医院就诊。

2. 上消化道出血的病人可以喝牛奶吗? 怎么喝可起到预防出血的效果?

经常喝牛奶可预防上消化道出血。溃疡病所致的上消化道出血,多因酸性胃液销蚀胃壁,损伤血管所致,为防止晚间胃酸分泌高峰期分泌过多胃酸,临睡时喝杯热牛奶,可保护胃黏膜并中和胃酸,并可有效地预防反复发作的胃出血。

3. 上消化道出血的病人酒、烟、浓茶、咖啡可以饮用、吸食吗?

经常饮用烈性酒对胃黏膜有较大刺激,上消化道出血病人应禁饮。长期嗜酒,对肝脏的损害也较大,会影响凝血因子的合成,极易诱发上消化道出血。烟叶中的有害成分对消化道黏膜有较大的刺激作用,易使消化道黏膜发炎,造成幽门及食道下端括约肌功能紊乱,以致胆汁及胃内容物反流,加重病情。对有上消化道出血病史的病人,禁烟尤为重要。浓茶、浓咖啡可强烈刺激胃酸分泌,不利于消化道炎症的消退和溃疡面的愈合,因而有消化道出血病史的病人不宜喝浓茶和浓咖啡。

4. 上消化道出血的病人辛辣、刺激性食物可以吃吗?

一般认为,辛辣、香燥、油煎等食品性热动火,且海腥发物刺激性较大,可损伤胃肠黏膜,引起出血,应尽量避免。

二、运动指导

上消化道出血的病人日常运动的原则有哪些?

对于大病初愈的病人建议以休息为主,出院后可以从慢步行走开始,逐渐增加活动量,1个月后基本恢复以前的生活,严禁无限制加大或突然加大运动量。对于因肝硬化食管胃底静脉曲张而出血的病人建议以休息为主,不宜剧烈活动。

三、护理指导

1. 上消化道出血的病人需要定时体检吗?

上消化道出血的病人定期体检,以期发现早期病变,及时治疗,在出现头昏等贫血症状时,应尽早到医院检查。

2. 在出血量小无需住院的情况下,在家应该注意什么?

注意事项有:①绝对卧床休息,少搬动,少翻身。②心境要平静,情绪要乐观。③出血初期喂以流质饮食,如牛羊奶、豆浆、奶糕薄糊、米汤、新鲜蔬菜汁、果汁、藕粉薄糊等。汤汁温度要不冷不热(约40℃)。出血停止或缓慢少量时,可以进食半流质饮食或软食,如薄粥、厚藕粉羹、烂糊面、豆腐羹、蛋羹等。④忌食酸醋、腌制品、汽水、咖啡、酒、浓茶、巧克力、辛辣等食品。⑤阿司匹林、利舍平、复方降压片、泼尼松、可的松、吲哚美辛、克感敏、APC、硫酸亚铁、枸橼酸铁铵、人造补血药、红霉素、四环素、SMZ等药都具有刺激、损伤胃黏膜的不良反应,应尽量避免使用。

3. 有上消化道出血病史的病人在家突然出现腹痛、呕血、柏油样大便,怎么办?

若在日常生活中,突然出现腹痛、呕血、柏油样大便甚或大便鲜血,伴心悸、汗出、乏力、头晕等情况时请及时就医,以免延误导致失血性休克、肠穿孔等危及生命。

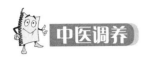

1. **上消化道出血病人在家如何做好情志护理?**

上消化出血病人一般有较长的病史和治疗期,治疗效果不显著,病情持续进展,加之突然出现消化道出血给病人带来巨大的心理冲击,往往使病人产生焦虑、抑郁等心理,对治疗产生消极悲观情绪,进而影响正常的生活。病人出院后,在家可以采用中医情志护理干预模式,包括以下3种。

(1) 以情胜情法:以一种积极健康的情志压制另一种消极悲观的情志。通过组织活动或者成功战胜病魔的病人事例等活动,树立病人的信心,调动病人的积极性,使病人恢复健康的心理,走出焦虑、抑郁的困境。

(2) 顺意疗法:顺从病人的意念,满足其身心要求,使其以舒适的心情面对生活。该法则要求正确面对病人的诉求并给出理性的分析,对不违反原则和实际条件的诉求应尽量满足。对于不合理的要求应立场坚定,并给予病人足够的理由,态度亲切,言辞恳切的对病人进行劝诫,使病人能够从根本上认识到自身要求的问题。

(3) 倾听话疗法:给病人创造一个适当宽松自在的环境,在这个氛围中病人能够畅所欲言,抒发心中的真实想法,而医务人员应该充当一个合格的倾听者,并根据谈话的内容发现病人的心理问题,给予必要的正确引导和暗示。

2. **上消化道出血的饮食药膳有哪些?**

(1) 健脾愈疡粥:粳米350 g,山药、薏苡仁各50 g,莲子25 g,红枣30 g。先将山药、薏苡仁、莲子洗净下入锅内,加清水1 500 ml煮熟,再将粳米、红枣入锅,煮成米粥即可,每天早晚餐后30分钟食用即可。

(2)益气健脾利湿粥:党参15 g,白术15 g,茯苓15 g,炙甘草6 g,白扁豆30 g,山药30 g,薏苡仁30 g,粳米100 g。将上述物质先冷水浸泡30分钟,文火煎煮30分钟,米烂成粥即可,每天早晚服用,每次200 ml即可。

(3)三七藕蛋羹:鲜藕450 g,鸡蛋1个,三七粉1.5 g。制作:①藕洗净切碎,用纱布包住,榨取藕汁1杯,三七粉、鸡蛋放入打匀。②藕汁加适量清水煮沸后,加盐调味,再以淀粉勾芡即成。功效:健胃止血。

(4)白术陈皮鲈鱼汤:鲈鱼500 g,白术50 g,陈皮5 g,胡椒粉少许。制作:①鲈鱼去鳞,剖杀后去肠杂,洗净。②白术、陈皮洗净,一齐放入煲内,加清水适量,大火煲滚后,放入鲈鱼,改小火煲2小时,下胡椒粉、盐调味即可。功效:补气健脾,和中开胃。

第四章
急性胰腺炎

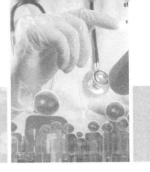

　　急性胰腺炎是由多种病因导致胰蛋白酶在胰腺内被激活后引起胰腺组织自身消化、水肿、出血甚至坏死的炎症反应。临床以急性上腹痛、恶心、呕吐、发热和血胰酶增高等为特点。

　　急性胰腺炎发作前多有暴饮暴食或胆道疾病史。急性胰腺炎可分为普通型和出血坏死型。出血坏死型较少见，但病情严重，死亡率高。轻症急性胰腺炎极少有并发症发生，一般通过内科保守治疗（如禁食、鼻胃管减压、补充体液、防治休克、解痉止痛、抑制胰腺外分泌及胰酶、营养支持及抗生素治疗等）可痊愈，而重症急性胰腺炎则常出现多种并发症，愈后往往不良。

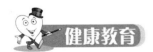

一、饮食指导

　　1. 急性胰腺炎病人康复期基本的日常饮食原则是什么？

　　在急性发作期，为了抑制胰腺的分泌减轻胰腺负担，应禁止一切饮食，病人所需的能量可依靠肠道外营养供给。出院后病人在康复期饮食应遵循低脂肪、高蛋白质、高维生素、高碳水化合物和无刺激性、易消化的原则。

(1) 宜吃清淡有营养、流质或半流质的食物,如米汤、米粥、菜汤、藕粉、面片、素馄饨等,还可吃少量碎软菜、水果等。可以吃蛋清,不要吃蛋黄。

(2) 选用植物性油脂,且尽量少用不用,多采用水煮、清蒸、炖等方式烹调,忌油炸。

(3) 绝对禁酒。一般痊愈需2～3个月,预防复发,仍须相当长的时间内避免食用富含脂肪的食物。

(4) 忌食油腻性食物。油腻食物不易消化,并能促进胆汁分泌,而胆汁又能激活胰腺中的消化酶,可使病情加重。因此,含脂肪较多的食物,如肥肉、花生、含油较多的坚果、芝麻、油酥点心、油炸食品等均应禁止食用。禁用肉汤、鱼汤、鸡汤、奶类、蛋黄等含脂肪的食物。

(5) 忌辛辣刺激调味品,如辣椒、花椒粉、咖喱粉等。

2. 急性胰腺炎康复后能少量饮酒吗?

因饮酒、饱食会促进胰酶的大量分泌,致使胰腺管内压力骤然上升,引起胰腺泡破裂,胰酶进入腺泡之间的间质而促发急性胰腺炎。还会导致十二指肠乳头痉挛,胰液不能排出。饮酒可能导致胰腺炎再次发作,所以胰腺炎康复后也是绝对禁止饮酒的。

3. 急性胰腺炎康复后能喝茶吗?

可以喝茶,但不要太浓,因为茶水太浓了也会刺激消化道,因此可以适当喝点茶,但不要喝浓茶或一次大量喝茶。

4. 急性胰腺炎康复后能吃鱼吗?

康复后可以适量吃鱼,不能多吃,而且要注意不能暴饮暴食,因为鱼营养价值比较高且蛋白质含量也高,因此吸收之后对身体有帮助。烹饪过程中不放辛辣佐料,不食生鱼及油炸鱼。应该尽量食用清炖鱼,否则就会造成胰液分泌比较旺盛,导致胰管的引流不畅，造成疾病的复发。

5. 急性胰腺炎康复后可以吃水果吗？

可以吃水果，但也要注意适量。在吃水果时，注意选一些糖分较低的水果，如苹果、雪莲果、柚子、木瓜等。

6. 急性胰腺炎康复后可以喝牛奶吗？

可以考虑适量地饮用牛奶，但是应当选择脱脂牛奶或酸奶。胰腺炎易复发，平时要注意低脂规律饮食，勿暴饮暴食，不可轻视。

二、运动指导

1. 急性胰腺炎病人康复后日常运动的原则有哪些？

急性胰腺炎病人康复后，一般来说饭前不宜进行剧烈运动。在开始进行运动锻炼时，运动量以小为宜，随着病人机体健康状况的改善，运动量可逐渐加大，达到应有的运动强度后应当维持在此水平上坚持锻炼，严禁无限制加大或突然加大运动量，以免发生副作用。

2. 急性胰腺炎病人适合哪些运动？

处于恢复期的急性胰腺炎病人不能进行相对剧烈的体育运动。因为此时病人的身体还比较虚弱，有一个缓慢的恢复过程，不可操之过急，否则会造成病情反复。但也不用过于小心，适当的体育锻炼是有必要的，可根据年龄、体质、兴趣爱好，进行力所能及的运动，诸如散步、慢跑、游泳、骑自行车等，还可以打太极拳、医疗体操等，注意时间不要太长，强度不要太大。

三、护理指导

1. 急性胰腺炎病人日常的护理原则是什么？

禁食是急性胰腺炎发作时采用的首要措施。病人在禁食期间往往因腹痛、口干、不能进食而出现精神委靡不振,有时甚至烦躁,这时针对病人的心理,要耐心地做好解释工作,使其明白进食后刺激胰腺分泌胰液,胰管压力增高,不利于炎症的消除和机体的康复,同时要做好口腔护理,注意口腔卫生,因为唾液的分泌与积蓄不仅造成口腔的异味,而且会使细菌滋生引起口腔内感染。其次要预防复发,暴饮暴食尤其是高脂肪饱餐和酗酒对病人身体的危害性极大,尽量为病人提供少油、无刺激、易消化饮食,防止疾病复发。

2. 为什么出现急性胰腺炎的症状一定要去医院就诊?

如果有胆道疾病的病史,有暴饮暴食等诱发因素,出现发热恶心、呕吐、休克、腹痛症状一定要先禁食,并立即去医院就诊,在家很难自行处理,以免导致病情进一步发展,甚至导致并发症的出现,错失治疗时间。腹痛常位于中上腹部,有时向腰背部呈束带状放射,弯腰或前倾坐位可减轻;常突然发作于大量饮酒或饱餐后,程度不一,轻者为钝痛,重者多呈持续性绞痛。休克严重者抢救不及时可以致死。

3. 急性胰腺炎一定要手术吗?

急性胰腺炎的早期,除非合并严重的腹腔间室隔综合征,不建议外科手术治疗。在急性胰腺炎后期,若合并胰腺脓肿或感染,内科治疗无效,应考虑外科手术治疗。

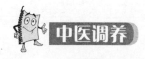

1. 急性胰腺炎康复后常用中成药有哪些?

(1) 清胰丸:有疏肝清热、宽胸理气功效。用于急性胰腺炎恢复期有腹痛、胁痛、背痛、胸满等症者。

(2) 清胰利胆颗粒:有行气解郁、活血止痛、舒肝利胆、解毒通便功效。用于急性胰腺炎,急性胃炎等症。

(3) 胰胆舒胶囊:有散瘀行气、活血止痛功效。

2. 急性胰腺炎康复后可以按摩哪些穴位进行保健?

可以按揉足三里、中脘穴、阳陵泉、太冲穴。

3. 适合急性胰腺炎康复后的饮食药膳有哪些?

(1) 豆蔻粥

用料:肉豆蔻 10 g,生姜 10 g,粳米 50 g。

制法:先将粳米煮粥,待煮沸后,加入肉豆蔻末及生姜,熬成粥后服。

功效:理气止痛,散寒。适用于胰腺炎病人有寒象者。

(2) 山药茯苓粥

用料:淮山药 30 g,茯苓 20 g,粳米 100 g。

制法:将淮山药、茯苓、粳米洗净后,加适量水,一起煮成稀粥,即可饮服。

功效:益气健脾,适用于胰腺炎症见脘腹部疼痛、食少、消瘦、疲倦乏力、便稀等脾气虚弱症状者。

(3) 参芪粥

用料:党参 20 g,黄芪 15 g,粳米 100 g。

制法:将党参、黄芪、粳米洗净,加适量水,以小火慢煮成稀粥,即可食用。

功效:健脾补气,适用于胰腺炎症见胰腺炎症见脘腹隐痛、疲倦乏力、食力、便稀等脾胃虚弱者。

(4) 砂仁薏苡仁粥

用料:砂仁 5 g,薏苡仁 30 g,粳米 100 g。

制法:砂仁洗净,用纱布包好。粳米、薏苡仁淘净后,加适量水,一起煮成稀粥,然后加入砂仁药袋再煮 5 分钟,去药袋调味即可饮服。

功效:理气燥湿、止痛,适用于胰腺炎症,症见腹部隐痛、口淡不渴、食欲不振等脾虚夹湿者。

(5) 山楂荷叶茶

用料：山楂 30 g，荷叶 12 g。

制法：上述两料加清水 2 碗，煎至 1 碗，去渣分服。

功效：升清消导，助消化。适用于胰腺炎症见消化不良者。

第五篇

内分泌科疾病

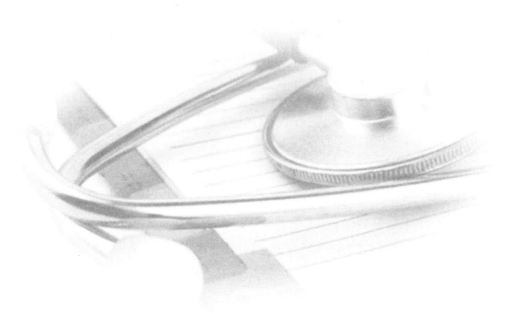

第一章 甲状腺功能亢进症

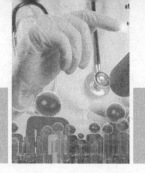

甲状腺功能亢进症简称甲亢,是由于甲状腺合成释放过多的甲状腺激素,造成机体代谢亢进和交感神经兴奋,引起心悸、出汗、进食和便次增多和体重减少的病症。还常常同时有突眼、眼睑水肿、视力减退等症状。

临床上80%以上甲亢是Graves病引起的,Graves病是甲状腺自身免疫病,Graves病的病因目前并不清楚,可能和发热、睡眠不足、精神压力大等因素有关。

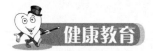
健康教育

一、饮食指导

1. 甲亢病人有哪些食物不能吃?

不能食用含碘多的食物及药物,如海带、紫菜、发菜、海鲜,中药里的牡蛎、昆布、丹参、黄药子等;不能食用刺激性大的食物,如酒类、辣椒、花椒、大蒜、生葱、韭菜、浓茶、咖啡等;不能食用使炎症反应增强的食物,如公鸡、公鸭、牛羊肉、狗肉、虾、蟹等;不能食用可能会使甲状腺肿大的食物,如香菜、香椿、茴香、核桃等。

2. 甲亢病人该如何安排饮食?

甲亢病人的饮食原则应为高蛋白质、高热量、高碳水化合物、高维生素和忌碘饮食,适量补充矿物质,以补充消耗,改善其全身营养状态。甲亢病人与同龄人相比,其热能的供给要高一些,要多食富含淀粉的食物,如米饭、面条、馒头、粉皮、芋艿、南瓜等。甲亢病人要增加蛋白质摄入,但增加部分应以豆类、牛奶和鸡蛋为主,切忌大量食用肉类,特别是牛羊肉。因为肉类有刺激兴奋的作用,可加重潮热、多汗等症状,每日食用肉类一般不要超过 50 g。要注意钾、钙、镁、磷等矿物质的补充,多食谷类、肝、鱼、蛋黄、黄豆、香蕉和橘子等食物。每天的新鲜蔬菜不少于 500 g,多吃一些新鲜瓜果如黄瓜、番茄、豆角、西瓜等,以补充 B 族维生素和维生素 C,但含植物纤维过多的食物如芹菜、韭菜等则要少吃一些。要做到饮食有节,不能暴饮暴食,要少食多餐,为了避免一次性摄入过多,可适当增加餐次,或在早餐和晚餐后的 2 小时左右吃一点水果和点心。还要补充充足的水分,每天饮水 2 500 ml 左右。

二、运动指导

1. 甲亢病人出院后能运动吗?

甲亢病人体内甲状腺激素增多,引起各个系统,如神经、循环、消化等系统都处于功能亢进状态,机体的能量消耗很大。此时要注意适当的休息。所谓的休息,包括体力和脑力两个方面的休息。在病情还没有控制之前,不能从事重体力劳动。持久的脑力劳动,包括紧张的学习、考试、工作加班加点、无时间限制的突击工作等,都应该避免。在甲亢病程初期,如果病情较重,应该安排 2~3 个月的休息时间,待临床症状改善以后,就可以逐渐参加较轻的工作了。

当然，大多数情况下，甲亢病人并不需要长时间卧床休息，适当的体育运动也是有益的。适当的体育锻炼可以增强人体的免疫功能，提高机体对外界环境的适应调节能力，减少感染和其他应激反应对人体的损害，避免甲亢疾病的复发与加重，以及并发症的产生。

2. 甲亢病人应该如何运动？

甲亢病人的运动量不能大，不能做太多激烈运动，可打太极拳、散步、瑜伽等运动。然而，对于合并心力衰竭等严重并发症的病人，则要注意卧床休息。简而言之，甲亢病人的机体活动，应以不影响病情为原则。在众多的运动项目中，瑜伽可以调节甲亢病人的情绪，有益于控制病情，较为适合甲亢病人。

三、用药指导

1. 吃甲亢药物有不良反应吗？如何处理？

服用甲亢药物可能会出现的不良反应有：白细胞降低、肝功能受损、皮肤过敏，这3种不良反应对身体影响都很大，必须密切注意。

（1）白细胞降低：药物治疗初期需要严密监测药物的不良反应，尤其是粒细胞缺乏，要告诫病人一旦出现发热和（或）咽痛，必须立即检查粒细胞以便明确是否出现粒细胞缺乏。一般来说，当白细胞、粒细胞轻度降低且没有明显的感染征象时，可以在密切观察下继续小剂量用药，同时辅以升白细胞药物（如利血生、鲨肝醇等）。如果经过上述处理，白细胞仍继续下降，同时出现高热、咽痛、关节痛等症状，提示有粒细胞缺乏症合并感染，病人处于高危状态、有生命危险，此时要立即停用抗甲状腺药物并来院就诊。

（2）肝功能损害：甲亢本身和抗甲状腺药物都可以引起肝功能异常、黄疸，严重者可导致重症肝炎而危及生命，因此甲亢病人在治疗前及治疗期间应定期化验肝功能,以便对上述两种情况做出正确鉴别。如果肝功能异常是由甲亢本身引起,可以在保肝治疗的同时,继续应用抗甲状腺药物治疗,病人的肝功能将随着甲亢的控制逐渐好转。如果肝功能异常是抗甲状腺药物所致,是否继续用药要视具体情况而定;如果肝功能只是轻度异常,此时可以加用保肝药物,暂不停用抗甲状腺药物,但要密切观察肝功能变化;如果肝功能损害严重,肝酶进行性升高,则应立即停药,并加大保肝措施力度,必要时给予激素治疗,待肝功能好转后再换用另一种抗甲状腺药物或改行放射性碘 131 治疗或手术治疗。

(3) 药物性皮疹:对于药物性皮疹,如皮损不重,可加用抗组胺药物或更换其他种类的抗甲状腺药物,一般不必停药。倘若皮疹严重,须立即停药,并加用糖皮质激素治疗,以防恶化成剥脱性皮炎。

一般说来,抗甲状腺药物的不良反应主要发生于初始治疗阶段,因此应反复叮嘱病人,在这个阶段要经常定期化验血常规及肝功能,特别是在开始治疗的头一个月,肝功能每隔 1~2 周化验一次,血常规化验每周不应少于两次,以保安全。病人一旦出现食欲不振、肝区不适、黄疸,应立即化验肝功能,根据情况及时处理;当病人出现咽痛、发热、乏力、关节酸痛等症状,不能简单地认为是伤风感冒,应想到突发性粒细胞缺乏,立即检查血象,并由专业医生决定下一步的治疗。

2. 甲亢如果不治疗会自愈吗?

Graves 甲亢不治不会自愈,病人不要抱有侥幸心理,桥本甲亢因为有 3 个阶段的演变,理论上有可能自动渡过前两个阶段。但只要是甲亢,一定要积极就医。甲亢如果不做治疗会引起非常严重的症状,长期的甲亢会引起不可逆转的病症,如眼突、心脏病等,使病人毁容或丧失劳动力,甚至有可能引起甲亢危象,从而危及生命。

3. 如何选择甲亢治疗?

甲亢治疗有 3 种方法,抗甲状腺药物治疗、放射性碘 131 治疗和手术治疗。

抗甲状腺药物治疗适应范围广,无论大人小孩,男性还是女性,轻症或者重症甲亢,首次发病还是甲亢复发,孕妇或哺乳女性甲亢都可以用药物治疗。抗甲状腺药物有两种——咪唑类和硫氧嘧啶类,代表药物分别为甲巯咪唑(又称他巴唑)和丙硫氧嘧啶(又称丙嘧)。药物治疗适合甲亢孕妇、儿童、甲状腺轻度肿大的病人,治疗一般需要 1~2 年,治疗中需要根据甲状腺功能情况增减药物剂量。药物治疗有一些不良反应,包括粒细胞减少、药物过敏、肝功能受损、关节疼痛和血管炎,药物治疗初期需要严密监测药物的不良反应,尤其是粒细胞缺乏。药物治疗另一个缺点是停药后复发率高,约 50%。

放射性碘 131 治疗和手术治疗都属于破坏性治疗,甲亢不容易复发,治疗只需要一次。放射性碘 131 治疗适合甲状腺中度肿大或甲亢复发的病人,或久治不愈、甲亢病情较重,或药物不良反应严重并在各种手段下无法消除等不适合服药的情况。医生根据病人甲状腺对放射碘的摄取率计算每个病人需要的放射剂量。放射碘对孕妇和哺乳妇女是绝对禁忌证。由于放射碘的作用有一个延迟作用,随诊时,甲减发生率每年 3%~5%。放射碘治疗不适合有甲状腺眼病的甲亢病人,因为治疗后眼病可能会加剧。

手术治疗适合那些甲状腺肿大显著,或高度怀疑甲状腺恶性肿瘤的,或甲状腺肿大有压迫气管引起呼吸困难者。手术前需要用药物将甲状腺功能控制在正常范围,术前还需要口服复方碘溶液做术前准备。

总之,选择治疗方案一定要在医生指导下并综合自身条件选择。

四、护理指导

1. 为什么甲亢病人治疗后身体会发胖?

甲亢使身体消耗变大,所以会出现虽然多食易饿,身体反而消瘦的现象,甲亢治疗后身体消耗正常,变胖是合理的现象,说明药物起作用了,一般体重增加 10~15 kg 是常见的,部分病人体重会超过甲亢前。影响体重的变化有多种原因,极少数人甲亢不瘦,服药不胖,也是可能的。

2. 甲亢病人治疗时有哪些常见的问题?

甲亢病人治疗中出现的问题,除了上面说到的体重增加,部分病人还会出现掉头发、抽筋、女性生理期紊乱等,这可能是内分泌改变的原因,过一段时间会好转,抽筋也可以服用补钙药缓解。

3. 甲亢妇女能不能怀孕?

甲亢妇女在甲亢未治愈前是不宜怀孕的,这是因为怀孕本身必然加重病人的身心负担。影响康复而且也易造成流产、早产和死胎;同时,如果甲亢药物治疗稍有偏差,还会引起胎儿甲亢、胎儿甲状腺肿大,甚至胎儿甲减,影响胎儿的大脑发育。因此,甲亢妇女不要急于怀孕,首先应积极治疗甲亢,等甲亢治愈后再考虑怀孕。如果采用手术治疗甲亢,术后 3 个月病情无复发,即可以考虑怀孕。

采用放射性碘 131 治疗,在治疗半年后甲亢痊愈即可考虑怀孕。但采用抗甲状腺药物治疗,最少需要 2 年左右可能治愈,并且需要停药后观察半年,如无复发迹象则可考虑怀孕。若甲亢妇女在甲亢治愈前已怀孕,考虑到甲亢对甲亢妇女和胎儿两方面都不利,一般主张怀孕的甲亢妇女进行人工流产,人工流产一般在怀孕头 3 个月内进行。甲亢妇女如果已经怀孕,因某些原因不想中止妊娠,则必须定期就诊,在专科医生和妇产科医生的指导下做好甲

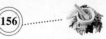

亢的治疗和孕期的保健工作,一般采用抗甲状腺药物治疗甲亢、使用丙硫氧嘧啶而不使用甲巯咪唑,可配合使用甲状腺素片进行治疗,要把甲状腺功能控制在正常稍高一些水平,最好每月测定一次 FT_3、FT_4、TT_3、TT_4、TSH 等甲状腺激素水平。

4. 甲亢病人可以带药哺乳吗?

这个在医学界是有争论的,药物在母乳的含量并不算高,对婴儿影响较少,但更多医生还是建议不母乳喂养。

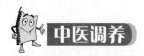

1. 甲亢病人中医如何治疗?

中医学中并没有甲亢这个病名,主要是根据其临床表现,应归属于中医学"瘿病"的范畴。中医认为其病因以情志变化为主,病机在于七情郁结,神明受扰,五志过极,郁而化火,消烁脏腑阴精。治疗多采用解郁、养心安神、养阴柔肝,佐以化痰散结软坚。

甲亢病人以阴虚阳亢,火、痰、气交结为其中心环节;滋阴(或兼益气)、清热降火、理气豁痰,是治疗甲亢的基本治法。

2. 中医甲亢可以分为哪些不同的证型,具体如何治?

(1) 痰气郁结证:症见心情焦虑不安,心悸,失眠,多食善饥而消瘦,口干,妇女月经不调,喉结两旁腺体或肿大。本证多见于早期甲亢病人。治以理气豁痰、软坚散结法。可选用越鞠丸。

(2) 阴虚火旺证:症见性情暴躁,手颤动,失眠多梦,胸闷心悸,汗出如流,消谷善饥,消瘦甚,面色潮红,五心烦热,口干少津,多痰,喉结两旁腺体或明显肿大,或眼球突出。治以滋阴降火法。可选用知柏地黄丸。当归六黄汤对本型有较好的疗效,可供参考。

(3) 气阴两虚证:症见心悸、神疲、口干少津、易出汗、食欲缺乏、面色淡黄。治以益气养阴。方用生脉散合甘麦大枣汤化裁。

3. 甲亢常用中成药有哪些？

（1）复方甲亢膏：膏剂，每次 10 g，每天 3 次，3 个月为 1 个疗程，可连续服用数疗程。可用于轻度或中度甲亢病人；对硫脲类药物过敏的甲亢病人；合并白细胞减少，不能使用抗甲状腺药物者；抗甲状腺药物治疗缓解后的巩固治疗。

（2）复方甲亢宁片：每次 10 片，每天 3 次。主要用于甲亢肝阳上亢、气阴两虚型病人。

（3）甲亢灵片：每次服用 7 片，每天 3 次。适用于甲亢阴虚阳亢型病人。

4. 甲亢病人如何进行穴位按摩？

甲亢病人可酌情选用百会、攒竹、睛明、丝竹空、神庭、瞳子髎、率谷、翳风、风池、心俞、肝俞、脾俞、肾俞、内关、三阴交、足三里、印堂、太阳、桥弓等穴位进行自我按摩。下面介绍几个常用穴位。

（1）睛明穴

定位：眼内角外上方的凹陷中。

主治：目赤肿痛，迎风流泪，目视不明，突眼。

按摩方式：双手食指伸直，余四指屈曲，以食指指腹自睛明穴开始，沿眼眶下缘缓慢向外眼角分推，然后，再沿眼眶的上缘，缓慢推回睛明穴，反复操作 30～50 次。或食指指腹按揉睛明穴 50～100 次。

（2）足部甲状腺反射区

定位：双足底第一跖骨与第二跖骨之间，再向远端呈弯带状。

主治：甲状腺疾病。

按摩方式：双手搓揉足部甲状腺反射区每次 1～2 分钟。

（3）扶突穴

定位：正坐，微仰头，颈部侧面，平喉结旁 3 寸，胸锁乳突肌肌腹中间取穴。

主治：咽喉肿痛，瘰疬，甲亢。

按摩方式：以双手食指指腹按揉扶突穴 100～200 次。

5. 从中医来看，哪些食材适合甲亢病人？

（1）龟甲：味咸、甘，微寒。可滋阴潜阳，益肾强骨，养血补心。适用于阴虚燥热者。药理研究，其有抑制甲状腺功能的作用。食用方法：可炖汤用或干品制成粉剂服用。

（2）佛手：味辛、苦、甘、温，无毒，有理气和中化痰、疏肝解郁等功能。适用于肝脾不和、肝强脾弱的病人。药理研究，其有减慢心率的作用，能抑制甲亢心率过快。食用方法：一般是做汤或做茶（佛手玫瑰茶）用。

（3）葛根：味甘，性凉，气平，具清热、降火、排毒等功效，适用于阴虚有热者。药理研究，其有营养心肌、防治心律失常的作用。食用方法：可做汤，也可制成粉剂，沸水冲服。

6. 甲亢病人如何做养生药膳？

（1）清炖甲鱼：取甲鱼一只（约 750 g），枸杞子 10 g、女贞子 10 g、知母 6 g，加调味品，炖熟烂后，去药食肉喝汤方可治疗甲亢。

（2）五味粥：取酸枣仁 10 g、五味子 6 g、麦冬 10 g、莲子 20 g、桂圆肉 20 g，先将酸枣仁、五味子捣碎，与麦冬同煮，浓煎取汁，把莲子发胀后去莲心，入水中煮烂待用。取粳米 150 g，常法煮粥，至八成熟时，兑入酸枣仁等浓煎。

（3）酸枣仁饮：炒酸枣仁 15 g，百合 15 g，莲子心 3 g，加水 500～1 000 ml，煮沸 5～8 分钟后当茶饮用。适用于甲亢病人阴虚火旺、心烦不寐者。

（4）龙眼莲子汤：龙眼肉 4～6 枚，莲子、芡实各 20 g，水煎汤，于睡前服，连服 3～5 天，治疗失眠、健忘、心慌怔忡、自汗盗汗等。

7. 甲亢病人有哪些养生方法？

（1）注意劳逸结合：甲亢病人应该注意卧床休息，保持环境安静整洁、空气流通。病轻者可下床轻微活动，以不感到疲劳为度，不宜过多操劳家务。稳定期宜可从事轻工作，避免过劳。

(2) 保护突眼，防止眼部并发症：甲亢病人在外出时可以适当地戴墨镜，防止强光、风沙等的刺激。要少看书报，免看电视，减少眼的刺激和视力疲劳。睡眠时抬高头部，适量涂眼膏保护。

(3) 注意饮食的调理：甲亢病人要注意饮食禁忌，以免加重病情。烟酒可促使病人兴奋、激动，甚至烦躁，心跳加快，会加重病情，需戒烟忌酒。禁用咖啡、浓茶等各种刺激性食品，尽量减少病人的过度兴奋。甲亢病人代谢率增高，能量消耗增多，饮食宜高热量、高维生素、足够的蛋白质和糖类。多食新鲜蔬菜、水果，以及钙质多的奶类、鱼虾等食品，补充甲亢引起的缺钙。多喝水，及时补充因多汗而丢失的水分。尽量少吃或不吃含碘食物，如海带、紫菜等。伴有甲亢性心脏病的病人，应禁忌生葱、生蒜、辣椒、酒等刺激性食物。

(4) 学会调节情绪：甲亢病人由于病情的原因，很容易感到焦虑、心情不好、精神紧张等现象。甲亢病人要遇事不怒，静心休养。常听幽雅动听的音乐，养成种花、养鱼、养鸟等习惯以怡情养性。

(5) 预防感染：甲亢病人白细胞总数偏低，粒细胞也低，容易导致感染，易使已控制的甲亢复发或加重，甚至出现甲亢危象。因此，要学会预防各种感染，一旦发现感染征兆，应及早控制，及时就医。

第二章 糖尿病

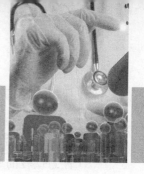

糖尿病是由遗传和环境因素相互作用而引起的常见病,存在家族发病倾向,有 1/4～1/2 的糖尿病病人有糖尿病家族史,进食过多、体力活动减少导致的肥胖是 2 型糖尿病最主要的环境因素。本病临床以高血糖为主要标志,常见症状有多饮、多尿、多食以及消瘦、疲乏无力等。

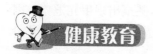

一、饮食指导

1. 糖尿病病人出院后哪些东西不宜食用?

(1) 糖类以及含糖量高的水果:各种糖类、甜点、蛋糕、甜面包及糖制糕点等;水果包括香蕉、石榴、甜瓜、橘子、苹果、梨、荔枝、芒果、红枣、柿饼、桂圆、黄桃、哈密瓜等。

(2) 油类含胆固醇比较高的食物:牛油、羊油、猪油、黄油、奶油、肥肉、油炸食物、瓜子;胆固醇比较高的食物:蛋黄、动物内脏等。

（3）刺激类食物：酒、辣椒、胡椒、芥末、花椒等。

（4）高碳水化合物：白薯、土豆、藕、山药、菱角、板栗、芋头、大米、糯米、薏米、高粱等。

2. 糖尿病病人出院后宜吃哪些东西?

（1）高纤维食物：玉米、小麦、燕麦、白菜、韭菜、豆类制品。

（2）含糖低的蔬菜：西葫芦、甘蓝、黄瓜、冬瓜、南瓜、苦瓜、洋葱、青菜、青椒、茄子、西红柿等。

（3）含糖低的水果：青瓜、橙子、柚子、柠檬、桃子、李子、杏、枇杷、菠萝、草莓、樱桃等。

（4）含钙的食物：虾皮、海带、紫菜、扇贝、排骨、芝麻酱、黄豆、牛奶等。

（5）富含硒的食物：鱼、香菇、芝麻、大蒜、芥菜等。

（6）富含维生素 B 和维生素 C 的食物：鱼类、奶、白菜、豆类以及青菜、芥菜、甘蓝、青椒、鲜枣等。

3. 糖尿病病人能不能吃水果?

水果中富含糖类，而且能迅速被机体吸收，易引起高血糖。重病病人不宜多吃，病情稳定者可以适量吃一些。水果最好在餐前 1 小时吃，选择含糖量低(含糖量在 14% 以下)的水果吃，如橙子、柚子、西瓜、草莓、猕猴桃、杏、柿子、樱桃、枇杷、桃子、菠萝等。

二、运动指导

1. 糖尿病病人为何要增强活动?

增加体力活动可改善机体对胰岛素的敏感性，降低体重，减少身体脂肪量，增强体力。

2. 糖尿病病人什么时候运动比较好?

糖尿病病人的运动最好以餐后 1 小时血糖升高时进行，有利于降低血糖,不要空腹运动,以免发生低血糖。

3. 糖尿病病人怎样运动比较好?

糖尿病病人最适合的运动是持续而有规律的运动,运动形式可多样,如散步、快步走、健美操、跳舞、打太极拳、跑步、游泳等。每次时间以持续 30 分钟为宜。以微出汗但非大汗淋漓为度。运动时要以不出现心悸、气促为停止标志。

三、用药指导

1. 出院后血糖控制好能否减药或停药?

糖尿病病人出院后用药是否合理是关系到血糖稳定的关键,当血糖已经达到理想水平时千万不能轻易停药或自行减药,否则可使病情反复或加重。

2. 口服降糖药物服用时间在饭前还是饭后?

不同的口服降糖药服用时间是不同的,要注意用药方式、时间。磺脲类药物应饭前 30 分钟服用;α 葡萄糖苷酶抑制剂如阿卡波糖在餐前即刻口服或与第一口饭同服;双胍类应在餐中或餐后服用减少消化道不良反应;格列奈类胰岛素促分泌剂在餐前即刻口服,每次主餐时服,不进餐不服。

3. 口服降糖药有哪些不良反应?

磺脲类药物可能出现低血糖不良反应,表现为心慌、出冷汗、乏力、饥饿感、面色苍白等;双胍类药物可能出现胃肠道不良反应,最常见表现为恶心、呕吐、食欲下降、腹痛,发生率可达 20%;α 葡萄糖苷酶抑制剂主要不良反应有腹痛、肠胀气、腹泻。

4. 哪些情况下不能用口服降糖药?

严重肝、肾、心、肺疾病,消耗性疾病,营养不良,缺氧性疾病;糖尿病酮症、酮症酸中毒;妊娠期;伴有严重感染、手术、创伤等应激状况时应暂停口服降糖药物,改用胰岛素治疗。

5. 胰岛素的使用时间和方法?

注射胰岛素一般在餐前注射,根据血糖情况确定用量,时间准确,严格无菌操作,经常变换注射部位(注射部位可在上臂两侧、大腿两侧、腹部两侧)。注意胰岛素存放温度,未开封的要放在冰箱的冷藏箱里。温度在 2~25℃,开封后应在室温下存放,最好不超过 25℃,最好在 4 周内用完。此外,每次使用前都应检查有效期,并观察药液是否有结晶或絮状物,一旦发现,应停用。

四、护理指导

1. 如何自我监测血糖?

随着小型快捷血糖测定仪的逐步普及,病人可以根据血糖水平随时调整降血糖药物的剂量。糖尿病病人在采血的时候要注意消毒,一定要保持手指的洁净。在冬季采血时,要注意手很凉不要采血。如果手或手指尖很凉的话,测的血糖是不准的,甚至偏低,因此要从温暖的手指采血。用热水洗手或者用热毛巾先敷一下让手暖和起来再采血。

2. 糖尿病病人出院后在家应注意什么?

生活方式改变:要戒烟、戒酒、保持体重在一定范围、经常锻炼(每天适度锻炼 30 分钟左右)、多喝水少吃盐等;皮肤保健:注意保护皮肤,及时处理溃疡和创伤,对于小伤口、溃疡或起水泡都要认真对待,避免使用刺激性的洗浴用品,以免刺激皮肤,引起皮肤瘙痒,抓伤皮肤,穿着宽松、号码合适的鞋,每天温水泡脚,水温 40℃上下,避免烫伤;口腔保健:定期去检查口腔,以防发生牙龈疾病;眼睛保健:定期检查视力。

3. 糖尿病病人外出需注意些什么?

为应对可能出现的低血糖现象,外出时应随身携带饼干、糕点、木糖醇等代糖食品,在发生心慌、饥饿等低血糖反应时服用。

为了使糖尿病病人在外出时发生并发症能及时得到救治,要随身携带急救卡,急救卡的正面填写病人姓名、电话号码、家庭住址和急救电话。卡的背面印有"我患有糖尿病,正在吃药治疗"等,写上"如发现我昏迷,请立即送我去医院"。

4. 糖尿病病人哪些情况下需要及时就医?

血糖居高不下、反复低血糖或血糖忽高忽低波动很大,目前治疗方案效果差的糖尿病病人;急性应激情况,如糖尿病合并有感染;发生糖尿病急性并发症的病人,如糖尿病酮症酸中毒、糖尿病非酮症高渗性昏迷、乳酸酸中毒、严重低血糖昏迷者;严重的糖尿病慢性并发症病人,如合并有比较严重的糖尿病肾病、糖尿病眼底出血、顽固性腹泻、足部坏疽、心血管病变等。

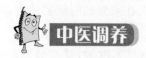

1. 消渴病中医如何治疗?

糖尿病,中医称为消渴病。其病因多由禀赋不足、饮食不节、情志失调等导致脏腑功能失调、气血津液亏虚而形成阴虚燥热、气阴两虚、瘀血阻络等诸般证候,引起消渴病。消渴病分别根据上消、中消、下消治以清热润肺,生津止渴、滋阴益肾之法。

2. 消渴病可以分为哪些不同证型? 如何诊治?

(1) 上消(肺热津伤)

证见:烦渴多饮,口干舌燥,尿频量多。舌质红少津,苔薄黄,脉洪数。

治法:清热润肺,生津止渴。方用消渴方。

(2) 中消(胃热炽盛)

证见:多食易饥,形体消瘦,大便干结。舌苔黄干,脉滑数。

治法:清热润肺,生津止渴。方用玉女煎。

(3) 下消(肾虚精亏)

证见:尿频量多,混浊如脂膏,尿甜,口干,头晕,腰腿酸痛。舌质红少津,脉细数。

治法:滋阴益肾。方用六味地黄丸。

3. 治疗糖尿病常用中成药有哪些?

(1) 消渴丸

主要成分:北芪、生地、花粉、格列本脲(每丸含 0.25 mg,即 10 丸消渴丸相当于一片格列本脲)。

功用及主治:滋肾养阴、益气生津。具有改善多饮、多尿、多食等临床症状及较好的降低血糖的作用。主治 2 型糖尿病。

服法及注意事项:每次 5~10 粒(1.25~2.5 g),每天 2~3 次,饭前 30 分钟服用。由于本药内含优降糖,服用本品时严禁加服降血糖化学类药物。对严重肾功能不全,少年糖尿病,酮体糖尿,妊娠期糖尿病,糖尿性昏迷等症病人不宜使用;肝炎病人慎服;个别病人偶见格列本脲所致不良反应,请在医生指导下使用。1 型糖尿病病人不宜服用。

(2) 金芪降糖片

主要成分:黄连、黄芪、金银花等药组成。

功用及主治:清热益气,主治气虚内热消渴病,症见口渴喜饮,易饥多食,气短乏力等。用于轻、中型 2 型糖尿病。

服法及注意事项:每次 7~10 片,每天 3 次。偶见腹胀,继续服药后,自行缓解。

4. 哪些穴位可以进行穴位按摩治疗糖尿病?

可以根据病情和症状酌情选用胰俞、鱼际、太溪、内庭、肾俞、太冲等穴位按摩,也可以按照下列穴位按摩治疗。

(1) 然谷穴——降血糖。然谷是肾经气血流经的部位。它的位置在足内侧,先找到足内踝尖前下方一块隆起的骨头,这个粗隆的下方就是然谷。每晚洗完脚用拇指用力点揉然谷,直到有明显的酸胀感为止,坚持每天按揉可以起到很好的降糖作用。

(2)鱼际穴——缓解烦渴。上消跟肺阴不足、肺热有关。鱼际属手太阴肺经穴,位于第一掌骨中点桡侧,赤白肉际处,掐鱼际可清肺热、利咽喉。

5. 如何做糖尿病的养生药膳?

糖尿病阴虚者表现为口渴欲饮、口干烦热、便干尿黄、舌红苔少、脉细数,治法以养阴为主,药膳处方如苦瓜炒肉。

气虚者表现为疲乏无力、四肢疲倦、腹胀便溏、舌淡苔白、脉细弱,治法以补气为主,药膳处方如山药莲子粥、黄芪炖母鸡。

气阴两虚者,表现为阴虚、气虚症状兼而有之,治法当益气养阴,药膳处方如参杞珍(人参、猪胰脏等)。

阴阳两虚者,表现为疲乏无力、腰膝酸软、手足心热、手足背寒、舌淡、脉沉,治法当滋阴助阳,药膳处方如参杞灵脾饮(人参、枸杞子、仙灵脾等)。

6. 糖尿病病人做中药足浴有何好处?

中药足浴具有活血通络、散寒除湿,改善局部血液循环的作用。对于所有糖尿病病人,经常使用这一中医特色疗法,能改善末梢循环,防治糖尿病足和糖尿病周围神经病变的发生,使活血化瘀的作用贯穿于糖尿病治疗的始终。

7. 为什么说糖尿病病人更要注意预防感冒?

糖尿病人群由于常年的血糖不稳定,降低了人体免疫力。感冒不仅会影响血糖的控制,易引起糖尿病严重并发症。在感冒多发期,糖尿病人预防感冒正确的方法是:首先做到膳食平衡,保持情绪稳定;其次劳逸结合,防止过度紧张和劳累。

第三章 痛 风

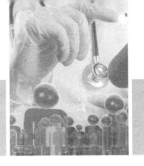

痛风与我们熟知的糖尿病、高血脂、肥胖等"富贵病"一样,也属代谢综合征的一种。因为痛风发作时非常疼痛,严重时甚至连走路都有困难,但在疾病早期,即使不治疗也会在数天内自然痊愈,来去如风,因此有"痛风"之称。中年肥胖的男性脑力劳动者痛风发病较多,随着年龄增长其发病率升高,女性多在闭经以后发生。

痛风的发病与性别、饮食习惯、遗传等均有关系,高嘌呤饮食只是其中的一个因素。当尿酸产生过多或因肾脏疾患导致尿酸排出减少时,再进食大量含嘌呤的食物,如超过了机体清除的能力,则引起血尿酸增高,进而形成尿酸盐结晶并沉积于体液和其他组织内发生炎症反应。动物的内脏、骨髓及鱼、虾、蟹、鸡、鸭等嘌呤含量都很高,酒精亦能诱导高尿酸血症。所以,生活水平提高了,吃上述高嘌呤食物增多,患痛风的人也就不断增加。

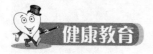

一、饮食指导

1. 痛风病人的饮食应该注意哪些原则?

(1) 低热量饮食：由于体重指数与高尿酸血症呈正相关，因此肥胖者应限制能量摄入，对超重病人可在原每天摄入总能量的基础上减少10%～15%；每月减少体重0.5～1 kg，使体重逐渐降至理想体重范围；切忌减体重过快，容易引起痛风的急性发作。

(2) 低嘌呤饮食：膳食中若嘌呤摄入量过多，会使体内尿酸生成增加；正常人每天嘌呤摄入量为600～1 000 mg，痛风病人应长期限制膳食中嘌呤的摄入量，急性痛风病人应选用低嘌呤膳食，嘌呤量应严格控制在每天150 mg以下，缓解期可适当放松，但高嘌呤食物（动物内脏、海鲜、豆类等）仍应禁忌。

(3) 低蛋白质饮食：痛风病人除需控制含嘌呤高的食物外，还应适当减少膳食中蛋白质摄入量，以每天每千克体重0.8～1.0 g为宜；蛋白质供应应以植物蛋白为主，动物蛋白可选用牛奶、鸡蛋，因为它们既是富含必需氨基酸的优质蛋白，又含嘌呤较少；痛风病人不宜选用肉类、禽类和鱼类的内脏。

(4) 低盐低脂饮食：脂肪有阻碍肾脏排泄尿酸的作用，在痛风急性发作期更应加以限制，应选用含脂肪少的鱼肉、兔肉、鸡脯肉、鸭胸肉等，选用植物油而不用动物油，并采用少油的烹调方法；由于痛风病人易患高血压、高脂血症和肾病，应限制钠盐摄入。

(5) 增加蔬菜水果摄入：蔬菜、水果是呈碱性食物，在体内代谢后，产生偏碱性物质，可降低血液和尿液的酸度，并使尿液碱性化，增加尿酸在尿中的溶解度；痛风病人应多食用蔬菜、水果、西瓜和冬瓜不但属于碱性食物,而且还具有明显的利尿作用,对痛风病人更为有利。

(6) 多饮水:多饮水有利于尿酸排出,预防尿酸肾结石,延缓肾脏进行性损害,因此,一般病人提倡每天饮水 2 000 ml 以上(8～10 杯),为了防止夜间尿浓缩,还可在睡前适量饮水;但肾功能不全及心肺功能异常者需根据病情限制水的摄入量;浓茶水、咖啡、可可等饮料有兴奋自主神经系统的作用,应避免饮用。

(7) 忌饮酒:酒精代谢使血乳酸升高,乳酸可竞争性抑制尿酸的排出;特别是啤酒本身即含有大量嘌呤,可使血尿酸浓度增高,故临床上常可见到一次性饮酒过量伴进食高嘌呤、高脂肪饮食后诱使痛风发作的典型病例。

(8) 选择合理的烹调方法:合理的烹调方法可以减少食物中嘌呤含量,因嘌呤易溶于汤中,故应将肉类食物煮后弃汤再行烹调;采用蒸、煮、炖、烩、熬等方法可显著减少烹调用油量;辣椒、胡椒、花椒、芥末、生姜等调料均能兴奋自主神经,诱使痛风急性发作,应尽量避免食用。

2. 如何区分各类常用食物所含嘌呤量?痛风急性期和缓解期应该如何饮食?

根据食物含嘌呤的多少可将食物分为以下 3 类。

第 1 类为含嘌呤高的食物,每 100 g 食物含嘌呤 100～1 000 mg。肝、肾、心、脑、胰等动物内脏;肉馅、肉汤;鲤鱼、鲭鱼、鱼卵、小虾、蚝、沙丁鱼;鹅、鹧鸪;酵母。以上食物在急性期与缓解期禁用。

第 2 类为含嘌呤中等量的食物,每 100 g 食物含嘌呤 90～100 mg。牛、猪及羊肉;菠菜、豌豆、蘑菇、干豆类、扁豆、芦笋、花生。

第 3 类为含微量嘌呤的食品。牛奶、鸡蛋、精白面、米、糖、咖啡、可可及除第 2 类所列菜类以外的蔬菜及水果类。

急性期:应严格限制含嘌呤高的食物,以免外源性嘌呤的过多摄入。可选用第 3 类食物,以牛奶,鸡蛋为膳食中主要的优质蛋白质来源,以精白面、米为热量的主要来源。选含嘌呤低的蔬菜和水果,限制脂肪量。

缓解期:给予正常平衡膳食,以维持理想体重和正常血尿酸水平。由于蛋白质摄入能加速痛风病人尿酸的合成,每天摄入不宜超过 1 g/kg。避免第 1 类食品,有限量地选用第 3 类食品,每周 2 天选用第 3 类食品,5 天选用第 2 类含中量嘌呤的食物。应继续维持理想体重,避免体重增加,脂肪的限量要长期坚持。

3. 哪些蔬菜嘌呤物质含量较多?

大多数蔬菜嘌呤含量都较少,嘌呤含量较多的蔬菜有菠菜、韭菜、扁豆、豌豆、大豆、黄豆及其制品、花菜、豆角、大叶青菜等。

4. 哪些荤菜嘌呤含量高? 哪些荤菜嘌呤含量相对较少?

各类荤菜都含有一些嘌呤成分,但在数量上有差别。含量最少的是鸡蛋与牛奶,是痛风病人最适宜的营养补充剂。含量较多的包括各类家禽及家禽肉。含量极高的有各种动物内脏尤其是脑、肝、肾、心、沙丁鱼、凤尾鱼、肉汤等。

5. 痛风病人能吃豆制品吗?

痛风病人能适量吃豆制品。不少病人认为豆制品里"嘌呤"多,因而对一切豆类、豆制品都敬而远之,这其实是错误的,要知道豆类是很好的蛋白质来源,属中等嘌呤食物,其嘌呤含量并不比猪肉高。专家指出,在豆制品中,仅黄豆的嘌呤含量较高,其余依次是五香豆干、豆皮、油豆腐、豆干、素鸡。痛风病人倘若处于非急性发作期,是可以适当食用豆制品的。如果在急性发作期,则应当暂时禁食。

6. 痛风病人能吃菠菜吗?

痛风病人应禁食菠菜。菠菜中含草酸,与含钙丰富的食物(比如豆制品)同煮会形成草酸钙沉淀,有草酸钙结石的痛风病人不宜食用。

7. 动物油和植物油哪种对痛风病人有益?

无论动物油和植物油中所含的嘌呤都较少,植物油中嘌呤含量比动物油的更少,并且植物油含有较多的不饱和脂肪酸,他们具有加速胆固醇分解和排泄的作用,因此痛风病人以食用植物油为宜。

8. 痛风病人可以喝咖啡吗?

咖啡中含有少量的嘌呤成分,并含有强烈兴奋剂咖啡因,易导致失眠、心悸、血压上升等不良反应,故痛风病人不宜饮用咖啡类饮料。

9. 痛风病人饮茶好吗?

茶叶中也含有少量的嘌呤成分及兴奋剂咖啡因,所以对痛风病人来说,饮茶应有所限制,而且不宜饮浓茶。每天水分的补充,仍应以白开水为主。

二、运动指导

1. 痛风病人能运动吗?

对于长期稳定的痛风病人而言,合理运动不仅能增强体质、增强机体防御能力,而且对减缓关节疼痛、防止关节挛缩及肌肉失用性萎缩大有益处。但是,不恰当的或不适宜的运动都会诱发和加重痛风。这是因为:①运动后,大汗淋漓使血液浓缩,尿量减少,而尿酸主要通过肾脏排出体外。出汗越多,尿量越少,血尿酸水平越高;②运动后体内乳酸产生增加,乳酸抑制肾脏尿酸排泄,导致血尿酸水平升高;③运动中受累、受伤、受寒时有发生,而这些又是痛风发作的常见诱因,尤其是关节部位的劳损和受伤更易诱发痛风。

2. 痛风病人如何合理运动?

晨练不可取,由于人体肌肉、关节及内脏功能在早晨起床后比较低下,不能很快适应活动,若此时锻炼容易造成急、慢性损伤。同时,一夜睡眠未曾进食、喝水,血液浓缩,如活动出汗失水,血液更为黏稠,有诱发心脏病和中风的危险。另外,摸黑锻炼也不可取,最好选择在午睡后至晚饭前这段时间。另外,痛风发作时应停止体育锻炼,即使是轻微的关节炎发作也宜暂时中止锻炼,直到恢复后再考虑重新开始锻炼。

痛风病人应选择一些简单和缓的运动,如散步、太极拳、健身操、气功、骑车及游泳等,尤以步行、骑车及游泳最适宜。这些运动的活动量较为适中,时间较易把握,病人只要合理分配体力,既可起到锻炼身体的效果,又能防止过度肥胖和高尿酸血症。提醒病人在运动过程中要从小运动量开始,循序渐进,关键在于坚持不懈;要注意运动中的休息和水分补充。

三、用药指导

1. 服用治疗痛风的药物需要注意什么事项?

(1) 急性期不能服用降尿酸药物,只能服用依托考昔类如安康信、秋水仙碱等控制病情的药物。

(2) 秋水仙碱在缓解期和慢性期需小剂量服用,以防止痛风二次发作或急性期发作。

(3) 小苏打片可以碱化尿液,防止尿酸沉积。血尿酸值大于 480 $\mu mol/L$ 时,开始服用小苏打片,小于 560 $\mu mol/L$ 时每天 3 片(每片 0.5 mg),大于 560 $\mu mol/L$ 时每天 6 片。有高血压或肾结石的病人可改用枸橼酸钾钠类如友来特,既可以碱化尿液,又能化解结石。

(4) 服用别嘌呤醇时需从小剂量开始,并应多饮水,半个月监测一次肝功能、肾功能和血常规。

(5) 苯溴马隆类如立加利仙需要和小苏打同时服用,有利于尿酸排出,否则尿酸会沉积于肾脏,导致肾结石的发生。肾结石和肾功能不全是禁忌证,服用前应做 B 超确定有无肾结石。

(6) 依托考昔类如安康信对慢性期的骨性关节炎效果好,特别是慢性期骨关节受到尿酸侵蚀的病人。

2. 血尿酸降到正常,还需要继续服用降尿酸药物吗?

有的病人认为,血尿酸降到正常就不需要继续服药了,但结果如何呢?大部分病人的病情出现反复,甚至加重,尿酸又升上去了。这是因为:①肾脏对尿酸的排泄减少和体内尿酸的合成增加是导致血尿酸水平升高的主要原因。②目前临床上应用的降尿酸药物主要有两类,其一为抑制尿酸合成的药物,如别嘌呤醇;其二为促进肾脏尿酸排泄的药物,如苯溴马隆。这两类药物均通过与其药物靶点结合,调节尿酸的代谢和排泄;停止服药后,由于无药物与靶点结合,尿酸代谢和排泄将逐渐恢复原态。因此尿酸降至正常后,停止服药,尿酸水平会逐渐升高。故痛风病人出院后尿酸正常仍应继续服用降尿酸药物。

3. 治疗痛风的药物有何不良反应? 该不该服用呢?

痛风急性发作期时,由于疼痛剧烈,大多数病人难以忍受,因此镇痛是病人迫切要求解决的问题。痛风急性期必需使用镇痛药物,否则,易导致关节局部的损伤,使痛风由急性转为慢性。秋水仙碱是治疗痛风性关节炎的特效药,其镇痛和消炎效果均佳,但其达到镇痛效果所需剂量与中毒量非常相近,其不良反应在临床上大部分病人表现为腹痛、腹泻,少部分病人出现肝、肾损害、骨髓抑制,但停药后肝肾功能和骨髓抑制均能恢复正常。非甾体类消炎镇痛药物如安康信(依托考昔),镇痛方面疗效甚佳,可与秋水仙碱媲美。该类药物常见的不良反应为胃肠道反应,心肌缺血者慎用。

痛风缓解期的治疗主要是降尿酸治疗。通过治疗使血尿酸长期维持在正常水平,既可预防痛风性关节炎反复发作,也可预防或延缓痛风并发症的发生、发展。因此,缓解期降尿酸治疗对痛风病人至关重要。目前临床上常用的降尿酸药物主要有两类,其一为抑制尿酸合成的药物如别嘌呤醇,另一类为促进肾脏尿酸排泄的药物主要为苯溴马隆。这两类药物降尿酸的作用都较强,对肝、肾都有一定的不良反应,但停药或应用保肝、保肾的药物后,肝、肾功能一般能恢复正常。

碱性药物如小苏打片可以碱化尿液,从而降低尿酸水平,减轻痛风发作时的疼痛症状,但长期服用可能出现食欲不振、腹胀、恶心呕吐、疲倦乏力等不良反应。

在考虑是否需要服用治疗痛风的药物时,应全面权衡用药的利与弊,不能片面强调药物的不良反应,而忽略了疾病本身对机体的损害。与炎症和高尿酸血症对机体的损伤相比,药物的不良反应可说是"小巫见大巫"。因为机体具有强大的自我修复能力,特别是肝脏和肾脏,药物对肝肾的损伤,机体可以得到自我修复。但长期高尿酸血症对肾脏、肝脏、心脏等机体内脏器官所产生的持续慢性损伤却是不可逆转的,也是难以修复的,而且最终会导致尿毒症、冠心病、脑卒中等严重后果。因此,除非病人存在用药禁忌,否则,一般痛风病人在痛风的急性发作期和缓解期均应考虑药物治疗。

四、护理指导

1. 痛风急性发作,怎么办?

痛风在急性发作的时候首先是要让病人卧床休息,将患肢抬高以减轻疼痛,由于肿胀部位发热剧烈疼痛,病人家属可以将冰袋包裹毛巾冷敷到皮肤上以减轻疼痛症状。此外,如果病人难以忍受,需要及时止痛,可以采用消炎止痛药进行缓解,待症状缓解之后,家属要带病人及时到正规医院接受专业的治疗。

2. 如何避免痛风发作?

要劳逸结合,保证睡眠,避免过度劳累,生活要有规律,以消除各种心理压力,保持心情舒畅;平时要控制高嘌呤食物,不吃或少吃;多饮水,避免暴饮暴食;节制烟酒,不喝咖啡;积极减肥,减轻体重;注意保暖和避寒,鞋袜宽松;定期复查血尿酸,定时足量服药。

3. 痛风病人平时应该监测哪些指标?

痛风病人平时最重要的监测指标是血尿酸,其次,因为痛风易合并高血压、糖尿病、高脂血症等代谢紊乱,又因服药或疾病本身影响肝肾功能,故痛风病人在监测血尿酸的同时,也应同时监测血压、血糖、三酰甘油、总胆固醇、谷丙转氨酶、谷草转氨酶、血肌酐、尿素氮等生化指标。

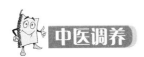

一、辨证调养

1. 痛风可分为哪些证型?

痛风属于中医的"痹证"、"历节风"、"腰痛"等范畴。痛风的病因是由于过食肥甘、酗酒、过劳、紧张或感受风寒湿热等邪,致气血凝滞、痰瘀痹阻、骨节经气不通而发病。一般分为如下证型。

(1)风湿热痹型:症状可见足趾关节红肿热痛,或游走痛,或有发热、汗出、烦热、咽痛。治法为祛风清热,化湿通痹。方以四妙散加味。

(2)风寒湿痹型:症状可见足趾关节冷痛而肿,遇寒益剧,得温则减,局部皮肤微红或不红。治法为温经散寒,祛风化湿。方以乌头汤加味。

(3)痰瘀痼结型:症状可见关节刺痛,夜晚加剧,发作频繁,伴结节,关节畸形肿胀,活动受限。治法为化痰祛瘀,通经散结。方以桃红四物汤加减。

(4)脾肾阳虚型:症状可见面色苍白,手足不温,腰隐痛,腿酸软,遇劳更甚,卧则减轻,夜尿频多,少气无力。治法为温补脾肾。

方以右归丸加减。

2. 哪些中药可以治疗痛风？

透骨香、伸筋草、大血藤深入脉络、筋骨、关节等处搜剔并化解沉积的毒邪，起到温和、缓慢融化尿酸沉积结石的作用。

虎杖、香樟根、三角风等药物，综合发挥祛除湿热、清热解毒、通络消肿止痛的功效。既可解除湿热毒邪导致痛风，又可消除湿热毒邪流注停聚于关节脉络处所致的关节筋骨疼痛、四肢麻木、关节红肿变形等症状，起到活络通痹止痛效果。

二、常用中成药

目前可以用于痛风的中成药有：新癀片、痛风定胶囊、痛风舒胶囊、四妙散、复方伸筋胶囊、清痹通络药酒、舒筋活血片、六味地黄丸等。

（1）痛风定胶囊：口服，3～4粒/次，3次/天。服药后不宜立即饮茶，孕妇慎用。具有清热祛湿，活血通络定痛的作用。用于痛风病见关节红、肿、热、痛者。

（2）新癀片：口服，一次2～4片，每天3次。外用，用冷开水调化，敷患处。有消化道出血史者忌用，胃及十二指肠溃疡者、肾功能不全者及孕妇慎用。具有清热解毒、活血化瘀、消肿止痛功效。可用于治疗急性痛风性关节炎。

三、穴位按摩

以下各穴取两侧，均可用拇指指关节头或掌指关节头进行按摩。各穴每次按摩1～2分钟。

（1）按揉血海：血海位于大腿内侧，从膝盖骨内侧的上角，上面约2寸筋肉的沟，一按就感觉到痛的地方，方法：用拇指指腹按揉手部的血海约2分钟,每天两次。功效:通络解表、镇痛调血。

(2) 按揉阳陵泉:阳陵泉位于膝盖斜下方,小腿外侧之腓骨小头稍前凹陷中。方法:用拇指指腹按揉腿部的阳陵泉约2分钟。功效:通络散热、解痉止痛。

(3) 按压手三里:手三里位于前臂,手肘弯曲处向前3指,在阳溪与曲池连线上。方法:用指关节按压臂部的手三里约2分钟。功效:舒筋散寒、活络止痛。

(4) 点压阳溪:阳溪位于腕背横纹桡侧,手拇指向上翘时,当拇短伸肌腱与拇长伸肌腱之间的凹陷中。方法:指关节点压手部的阳溪约2分钟。功效:清热散风、通利关节。

四、饮食药膳

(1) 冬瓜笋干汤:冬瓜500 g,笋干30 g,姜、盐、味精、食用油各适量。制法:把冬瓜去皮后清洗干净切片,笋干水发切丝,往炒锅中加入适量食用油,用武火稍微加热后即可倒入冬瓜与笋干,拌炒2~3分钟,再加入凉水500 ml,用武火烧开后再用文火继续烧10分钟,加入适量姜、盐、味精调味即可。功效:经常服用,有利湿消肿、促排尿酸的功效适用:对延长痛风发作间隔期有良好作用。

(2) 土茯苓骨头汤:土茯苓50 g,猪脊骨500 g。制法:猪脊骨加水煨汤,加水煨汤,煎成1 000 ml左右,取出猪骨,撇去汤上浮油。土茯苓切片,以纱布包好,放入猪骨汤内,煮至600 ml左右即可。每天饮1剂,可分2~3次饮完。功效:清热解毒,补肾壮骨。适用于痛风病人缓解期、无症状高尿酸血症。

(3) 桃仁粥:桃仁15 g,粳米15 g。制法:先将桃仁捣烂如泥,加水研汁,去渣,再入粳米煮粥,每天1剂。功效:活血化瘀、通络止痛。适用于淤血痰浊痹阻型痛风。

(4) 防风薏米粥:防风10 g,薏苡仁30 g。制法:上述原料加水煮至熟,每天1剂,连服1周。功效:清热祛风行痹。适用于湿热痹阻型痛风。

五、养生常识

1. 痛风病人在日常生活中有哪些治疗痛风的辅助方法?

经常活动关节,没事多活动手指和脚趾,膝盖和肘部,做做伸展运动,这会赶走尿酸结晶在关节处的沉着。小面积的痛风,如手脚指头,可以用热敷法,就是把纱布或者毛巾浸润生姜汁或者药酒,放入煮开也可以,取出后不要太烫(60~70℃),热敷到病痛部位,一般是3~5次,时间在30分钟到1个小时,可减轻疼痛。

2. 痛风病人如何合理饮水?

痛风病人要求多饮水,以便增加尿量,有利于尿酸的从肾脏排泄。适当饮水还可降低血液黏度,对预防痛风合并症有一定好处。每天饮水量应在2 000 ml以上。饮水最佳的时间是两餐之间及晚上和清晨,晚上指晚餐后45分钟至睡前这一段时间,清晨指起床后至早餐前30分钟。

第六篇

肾内科疾病

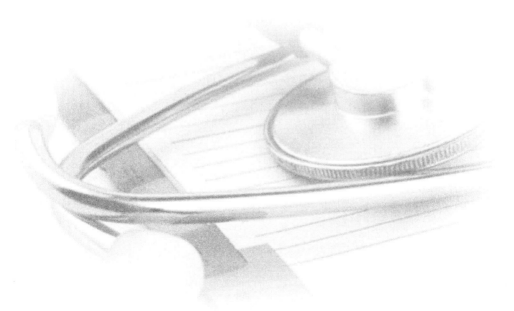

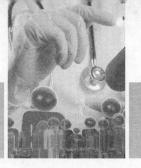

第一章
慢性肾小球肾炎

慢性肾小球肾炎是由多种原因引起的、由多种病理类型组成的、原发于肾小球的一组疾病。慢性肾炎可发生于任何年龄,但以青中年为主,男性多见。多数起病缓慢、隐匿。临床表现呈多样性,蛋白尿、血尿、高血压、水肿为其基本临床表现,尿常规检查有不同程度的蛋白尿(尿蛋白常在 1~3 g/d)和血尿,大多数病人出现程度不等的高血压和肾功能损害,后期出现贫血、视网膜病变、固缩肾和尿毒症。慢性肾炎的治疗应以防止或延缓肾功能进行性恶化、改善或缓解临床症状及防治严重并发症为主要目的,避免加重肾脏损害的因素。

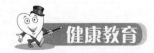

一、饮食指导

1. 慢性肾炎病人应该如何配合饮食?

针对慢性肾炎病人的特点,在饮食调养时要注意以下 7 点。

(1) 保证充足能量的摄入。慢性肾炎病程较长,如果能量供给不足,可使体内脂肪及蛋白质分解增加以提供能量,从而加剧负氮平衡及发生酮症。饮食应该供给维持体重所需的足够热量,每天吃少许白糖或蜂蜜,适当增加饮食中植物油的量,提供足够能量以保证摄入的蛋白质能被机体充分利用。

(2) 控制蛋白质的摄入。慢性肾炎病人往往出现蛋白尿,导致体内大量蛋白质丢失,使病人出现营养不良及低蛋白血症,对病人康复极不利。在肾功能良好的情况下,每天可供给蛋白质 $0.8\ g/(kg\cdot d)$,其中牛奶、鸡蛋、瘦肉、鱼虾等高生物价蛋白质应占 1/3 以上。

(3) 限制钠盐的摄入。慢性肾炎病人一般都有不同程度的水肿,因此,合并高血压病病人必须严格限制食盐的摄入量,水肿及高血压的病人应在基本饮食基础上限制食盐的用量,根据尿量的多少、水肿的情况和体重变化选择低盐、无盐或者少钠饮食。低盐饮食每天盐摄入量不超过 $2\sim 3\ g$,含钠 $800\sim 1\ 200\ mg/d$;无盐饮食即每天不食用食盐或含盐食物,但食物中含钠量应不超过 $500\ mg$;少钠饮食即每天不食用食盐或其他含盐食物外,还要计算食物含钠量不超过 $250\sim 500\ mg$。

(4) 保证充足矿物质及维生素。供给维生素要充足,多吃绿叶蔬菜和酸性水果,以满足身体需要。对于因血尿和久病不愈并发贫血的病人,还要从食物中补充叶酸、维生素 B_{12} 和铁质。

(5) 限制含嘌呤高及含氮高的食物。如菠菜、芹菜、小萝卜、豆类、豆制品、沙丁鱼及鸡汤、鱼汤、肉汤等食物应限制,由于这些食物中的嘌呤高及含氮高,在肾功能不良时,其代谢产物不能及时排出,对肾功能有负面影响。

(6) 忌辛辣、刺激性食物。辣椒、姜、蒜等辛辣调味品,以及烟、酒、咖啡等,这些辛辣之品性热,属阳,进入人体后会使得炎症加重,不利于炎症的消退和病情的恢复。绝对戒烟戒酒。

(7) 限制体液量。慢性肾炎病人有水肿时,要限制液体的摄入。每天的摄入量应控制在 $1\ 200\sim 1\ 500\ ml$,其中包括饮料及菜肴中的含水量 800 ml。应严密观测病人的水肿情况及尿量,水肿严重者应严格记录出入液量,饮水量应该用前一天的尿量加上500～1 000 ml来计算。少尿的病人每天饮水量限于500～700 ml。但对于尿量大于1 000 ml/d而又无水肿者,则不宜过于限制水的摄入,以利于体内代谢产物的排泄。

二、运动指导

1. 慢性肾炎病人需要卧床休息吗?

慢性肾炎病人要有适当体力活动,又要避免过度劳累。不少慢性肾炎病人都有这样的经验:当体力活动过多时,尿蛋白和(或)血尿即增重;而休息后,尤其卧床休息后即好转。但是,慢性肾炎病人不应长期卧床休息。如果长期不进行适度体力活动及社交活动会导致身体抵抗力下降。

2. 慢性肾炎病人在家应该怎样安排运动?

慢性肾炎病人出院在家应注意劳逸结合,保持充足睡眠,空气清新,情绪稳定,避免过劳与受凉,尤其在春、秋季节一定当心感冒。轻病人可适当锻炼身体,以增强体质,预防感染。合理安排生活,改掉不良生活习惯。对有明显水肿、大量蛋白尿、血尿、高血压或合并感染、心力衰竭、肾衰竭、急性发作期病人,应限制活动,卧床休息,以利于增加肾血流量和尿量,减少尿蛋白,改善肾功能。病情减轻后可适当增加活动量,但应避免劳累。

三、用药指导

1. 慢性肾炎病人高血压及尿蛋白要控制在什么范围?

高血压和尿蛋白是加速肾小球硬化、促进肾功能恶化的重要因素,积极控制高血压和减少尿蛋白是两个重要的环节。积极控制高血压可以防止肾功能减退或使已经受损的肾功能有所改善,防止心血管并发症,并改善远期预后。①高血压的治疗目标:力争把血压控制在理想水平：尿蛋白≥1 g/d，无心脑血管并发症者，血压应控制在125/75 mmHg以下；尿蛋白＜1 g/d，血压控制可放宽到130/80 mmHg以下。尿蛋白的治疗目标则为争取减少至＜1 g/d。②降压不能过低过快，保持降压平稳。③一种药物小剂量开始调整，必要时联合用药，直至血压控制满意。④优选具有肾保护作用、能延缓肾功能恶化的降压药物。血管紧张素转换酶抑制剂或血管紧张素Ⅱ受体拮抗剂除具有降低血压作用外，还有减少尿蛋白和延缓肾功能恶化的肾脏保护作用。⑤降压药物应该在限制钠饮食的基础上进行；调整饮食蛋白质与含钾食物的摄入，慢性肾炎常有钠水潴留引起容量依赖性高血压，故高血压病人应限盐。

2. 为何医生开具的药物剂量比说明书上大？

蛋白尿与肾脏功能减退密切相关，因此应该严格控制。血管紧张素转换酶抑制剂或血管紧张素Ⅱ受体拮抗剂具有降低尿蛋白作用，其用药剂量常需要高于其降压所需剂量。但应预防低血压的发生。

3. 如何避免对肾有害的因素？

要谨慎用药，忌用肾毒性药物，以防药物伤肾。不能随意服用偏方，以防损害肾功能。感染、低血容量、脱水、劳累、水电解质和酸碱平衡紊乱、妊娠及应用肾毒性药物（如氨基糖苷类抗生素卡那霉素、庆大霉素、链霉素、磺胺药等及抗真菌药物、含有马兜铃酸中药、非甾体类抗炎药、造影剂等），均可能损伤肾，应避免使用或者慎用。

4. 如何观察及避免药物不良反应？

严格按照医生开具的服药时间、剂量、方法，不擅自加减药量，服用降压药时应严格按规定剂量，长期用药需要注意观察药物的疗效及其不良反应，如糖皮质激素可出现库欣综合征，表现为满月脸、痤疮、多毛、向心性肥胖等。利尿药可出现恶心、口干、心悸、直立性晕眩等，长期使用应注意水电解质紊乱，可表现为低血容量、低血钾、低血钠等。出现恶心、呕吐、腹胀可能是低血钾反应。用药期间记录尿量避免低血容量发生。应用免疫抑制剂时，应注意观察有无继发发热、黑便、水肿加重、血压升高等,及时告诉医生。

5. 慢性肾炎病人如何分清自己病情的轻重程度?

（1）轻度：尿蛋白持续(＋)～(＋＋),或 24 小时尿蛋白定量持续在 1 g 以下,肾功能正常。水肿不明显或无,血压正常。

（2）中度：尿蛋白检查持续(＋＋)～(＋＋＋),或 24 小时尿蛋白定量持续在 1～2 g 之间,肾功能正常。水肿可轻可重,可有高血压。

（3）重度：尿蛋白检查持续(＋＋＋)～(＋＋＋＋),或 24 小时尿蛋白定量在 2.1～3.5 g 之间,血清白蛋白低于 30 g/L。肾功能不正常(血肌酐≥133~442 μmol/L)。明显水肿及高血压。

四、护理指导

1. 如何预防感染?

慢性肾炎病人免疫力下降,易发生各种感染,故积极预防感染是很主要的。病人出院后要预防感冒,注意个人卫生(如口腔、皮肤等)、环境卫生,常到户外呼吸新鲜空气。冬季外出戴口罩,注意保暖,少去公共场所,发现病人发热、腰痛加剧,应及时同医生取得联系,及时治疗以防肾功能恶化。

2. 出院后如何进行心理上的护理疏导?

慢性肾炎是一个慢性长期的过程,易反复发作,病人易产生悲观、失望的心理,家属要及时了解病人的内心感受,应关心体贴病人,鼓励其树立与疾病作斗争的信心,密切配合治疗,战胜疾病。积极主动给病人讲解有关知识及日常生活注意事项,消除恐惧心理。

3. 卧床病人如何护理?

水肿病人长期卧床应防止压疮,保持床上平整干燥,经常变换体位,每 2 小时翻身 1 次,避免局部长期受压。协助翻身时防止拖、拉、推等动作,避免造成皮肤破损。或用温水毛巾湿敷体表水肿部位。

4. 何时需要就诊？

如有疲劳、乏力（运动耐受性下降）、受凉感冒（细菌感染），颜面、四肢水肿，尿量明显减少，可能有肾功能恶化及体液量不足，应及时就医。

5. 患了慢性肾炎一定会变成尿毒症吗？

很多人担心得了慢性肾炎就会得尿毒症，实际上不是这样一回事，其实，尿毒症是慢性肾炎的终末期阶段，只有2%～3%的慢性肾炎病人最终会发展为尿毒症。但恢复稳定的病人可不能掉以轻心，到目前为止，多数慢性肾炎还不能完全治愈。即使是已经恢复稳定的病人，也一定要坚持治疗和复诊，做到每年检查。

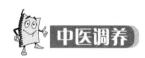

中医调养

1. 慢性肾炎病人如何进行中医辨证调养及其常用中成药有哪些？

慢性肾炎病人中医辨证分为本证和标证。

（1）本证

1）脾肾气虚证：症见腰背酸痛，疲倦乏力，或水肿，纳少或脘腹胀满，大便溏薄，尿频或夜尿多，舌质淡红、有齿痕，舌苔薄白，脉细。治疗以补脾益肾，方用补脾益肾方加减。

2）肺肾气虚证：症见颜面水肿或肢体肿胀，疲倦乏力，少气懒言，易感冒，腰背酸痛，面色萎黄，舌淡、苍白润，有齿痕，脉细弱。治疗以补益肺肾，方用防己黄芪汤加减。中成药可用通宣理肺丸、五苓丸、金水宝胶囊、百令胶囊、至灵胶囊等，亦可服用虫草制剂。

3）脾肾阳虚证：症见全身水肿，面色苍白，畏寒肢冷，腰背冷痛或酸痛，纳少或便溏或泄泻或五更泄泻，胫酸腿软，食少纳呆，精神倦怠，足跟作痛，大便溏薄，舌质淡胖，边有齿痕，脉沉偏细或沉

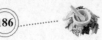

迟无力。治疗以温补脾肾,行气利水,方用黄芪补中汤或真武汤加减。

4)肝肾阴虚证:症见目睛干涩或视物模糊,头晕耳鸣,五心烦热,或手足心热,口干咽燥,腰背酸痛,遗精,滑精,或月经失调,舌红少苔,脉弦细或细数。治疗以滋补肝肾,滋阴清热,方用杞菊地黄丸合大补阴煎加减。

5)气阴两虚证:症见面色无华,少气乏力,或易感冒,午后低热,手足心热,腰痛或水肿,口干咽燥或咽部暗红,咽痛,舌质红或偏红,少苔,脉细或弱。治疗以益气养阴,调补肾气,方用六味地黄汤合生脉散加减。

(2)标证

1)水湿证:症见颜面或肢体水肿,口淡乏味,胸痞腹胀,小便不利,舌苔白或白腻,脉细或沉细。治疗以健脾益气,行气化湿,方用参苓白术散加减。

2)湿热证:症见皮肤疖肿、疮疡,咽喉肿痛,小便黄赤、灼热或涩痛不利,面目或肢体水肿,口苦或口干口黏,胸闷纳呆,口干喜热饮,舌苔黄腻,脉濡数或滑数。治疗以清利三焦湿热,方用三仁汤加减。

3)血瘀证:症见面色黧黑或晦暗,腰痛固定或呈刺痛,肌肤甲错或肢体麻木舌色紫暗或有瘀点瘀斑,脉细涩。治疗以活血化瘀,方用肾炎化瘀汤加减。

4)湿浊证:症见纳呆,恶心或呕吐,口中黏腻,脘胀或腹胀,身重困倦,精神萎靡,舌苔腻,脉缓。治疗以温阳泄浊,方用温脾汤加减。

5)常见中成药有尿毒清颗粒,内含大黄、黄芪、甘草、茯苓、白术等,通腑降浊,健脾利湿,活血化瘀。可降低血肌酐、尿素氮;稳定肾功能,推迟开始透析的时间。主治慢性肾衰竭氮质血症和早、中期尿毒症。

黄葵胶囊是天然植物黄葵提取,具有清热利湿的作用,用于慢性肾炎之湿热证,其主要成分黄酮类化合物可显著降低尿蛋白、尿 N-乙酰-β 氨基葡萄糖苷酶,减轻肾小管间质损伤。

2. 治疗慢性肾炎常用中药有哪些? 有哪些注意事项?

川芎,活血行气、祛风止痛,含川芎嗪和川芎酚被称中药的钙通道阻滞剂,可改善微循环,从而延缓肾小球硬化的进展,保护肾功能,目前临床上用于防治急、慢性肾衰竭,肾病综合征和 IgA 肾病。川芎辛温升散,阴虚火旺及阳亢头痛者不宜使用,月经过多及出血性疾病也不宜使用。常见含有川芎制剂有保肾康(阿魏酸哌嗪片)、川芎素片(阿魏酸钠片)。

雷公藤,能促进肾小球病变消退对细胞免疫和休液免疫均有抑制作用,目前临床应用的多为雷公藤的粗提取成分,有明显缓解尿蛋白的作用,主要用于慢性肾炎、原发性肾病综合征、IgA 肾病、狼疮性肾炎的治疗。

黄芪,补气升阳,益卫固表止汗。表实邪盛,气滞湿阻,食积内停,阴虚阳亢,热毒疮肿等均不宜使用。口服黄芪能显著减少尿蛋白并有利尿作用,目前常用于各种急、慢性肾炎,肾病及肾衰的防治。

3. 针灸和穴位按摩能帮助慢性肾炎病人治疗吗?

慢性肾炎病人可选用针灸、艾灸、耳针等多种辅助治疗。可至医院进行针灸辅助治疗。

(1) 家用灸疗:灸肾俞、命门、中极、足三里、阴陵泉、三阴交、复溜、太溪等穴位,每次 3~5 个穴位,隔天 1 次。

(2) 中药皮肤熏蒸发汗疗法:适用于高度水肿无汗或汗少,而无其他严重高血压、冠心病等急慢性疾病病人。葛根、桂枝、白芍、苏叶、荆芥、防风、香薷、紫苑、生姜等,水煎 500 ml,应用中药熏蒸治疗,隔日熏蒸 1 次,每次熏蒸 15~20 分钟,温度在 37~42℃ 之间,7 次为 1 个疗程。

(3) 药饼外敷法:可消水肿,取药饼外敷脐部(药饼由萱草根、马鞭草、乌桕叶各 60 g,葱白 7 根,带皮生姜 6 g 捣绒混匀组成),以塑料纸覆盖、包扎固定,另用热水袋热熨 0.5 小时,药饼每天更换 2 次,据称当天尿量便增多,水肿减轻。

4. 慢性肾炎病人可服用哪些食疗、药膳方?

(1) 绿豆附子汤:绿豆 30 g,附子 15 g,水煎煮熟后食豆,次日仍可再加绿豆 30 g,煮熟后食豆,第 3 天则另用附子与绿豆同煮如前,忌生冷、盐、酒 60 天,用于慢性肾炎水肿偏于阳虚者。

(2) 玉米须煎剂:玉米须(干)60 g,洗净,水煎服,连服 6 个月,用于慢性肾炎轻度水肿而尿蛋白不消者。

(3) 山药粥:山药 30 g,粳米适量,加水煮成粥,加适量白糖。具有健脾补肾之功,用于慢性肾炎水肿不甚而尿蛋白持续不消者。

(4) 西瓜翠衣茶:西瓜青皮 10 g,绿茶适量。新开水适量沏茶饮用。功效:清热解毒,利水消肿,用于慢性肾炎水肿,伴有上呼吸道感染,且表现为咽喉红肿疼痛、发热者。

(5) 赤小豆粥:赤小豆 100 g,大米 100 g。用水适量熬成粥,每天一餐。功效:清热利水消肿,用于慢性肾炎等水肿为湿热者。

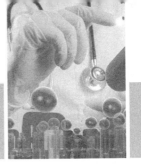

第二章 肾病综合征

肾病综合征是肾小球疾病的常见表现,由多种病因引起,其治疗及其预后差异甚大。病人可有乏力、恶心、腰酸、食欲下降等,部分病人可无明显临床症状。除水肿、蛋白尿外,临床还可表现为血尿、高血压及不同程度肾功能减退。其主要症状为水肿,特点是水肿首先出现于皮下组织较疏松部位,如眼睑、颜面等处,然后出现于下肢(常从踝部开始),多为指压凹陷性水肿,严重的可发展至全身,引起胸水、腹水、心包积液。

由于肾病具有病程迁延,并发症多及治疗困难,且易复发等特征,频繁的复发是导致本病难治的主要原因。必须对病人加强出院后健康教育与中医调养,以提高病人的自护能力,尽量降低其复发率及住院率,对提高病人的生活质量也具有一定的促进作用。

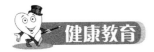

一、饮食指导

1. 肾病综合征病人出院后为什么要重视饮食?

在发生肾病综合征后,治疗固然重要,但合理的饮食则能促进肾病综合征病人治疗期间更好的康复。

2. 病人应该如何配合饮食?

患肾病综合征后,病人和家属都急于知道如何补充营养,配合药物治疗以早日康复。下面我们从各方面谈一下如何科学进食、合理营养。

(1) 水和钠盐摄入:水肿时应进低盐饮食,以免加重水肿,一般以每天食盐量不超过 2 g 为宜,通常是 0.5～1 g。禁用腌制食品,少用味精及食碱,水肿消退、血浆蛋白接近正常时,可恢复普通饮食。轻度水肿者,每天进水量宜控制在 1 000 ml 左右;肾病综合征病人可以出现明显的水肿,严重时可见胸水、腹水。水要"量出为入",即前日尿量加上 500 ml(指汗液、呼吸、大便等排出的非显性失水的量)。

(2) 蛋白质摄入:肾病综合征由于大量蛋白质从尿中流失,血中白蛋白含量显著降低,病人抵抗力下降,或出现营养不良,因此在无肾衰竭时,其早期应给予较高的高质量蛋白质饮食,如鱼和肉类等,以维持机体蛋白质营养的需要,弥补尿蛋白大量丢失的需要,也有助于缓解低蛋白血症及随之引起的一些并发症。近年来研究表明,豆类蛋白与动物蛋白相比,对肾病益处更大,在降蛋白尿、降脂、护肾方面效果更佳。大豆以大豆粉为食物原料较好。

(3) 脂肪摄入:肾病综合征病人常有高脂血症,可引起动脉硬化及肾小球损伤、硬化等,降脂目的有二:一是减少心血管事件;二是延缓肾损害进程。胆固醇含量极高的蛋黄、虾、蟹、肥肉、蹄筋、动物内脏要严格限制,以免加重高脂血症。少吃含饱和脂肪酸多的食物,如动物油(猪油等)、动物内脏肠杂等;宜多吃富含不饱和脂肪酸(应占脂肪量的 1/3)的素油如麻油、花生油、菜油、鱼油等,宜多吃富含可溶性纤维食物如燕麦、米糠、豆类等。如限脂饮食后血清总胆固醇仍高(>5.2 mmol/L),则要结合药物降脂。

（4）维生素、矿物质和微量元素的补充：由于肾病综合征病人尿中丢失大量蛋白质外，还丢失与蛋白质结合的某些微量元素及激素，致使人体钙、镁、锌、铁等元素缺乏，应给予适当补充。一般可进食含维生素及微量元素丰富的新鲜蔬菜、水果、杂粮、海产品等予以补充。

（5）在应用肾上腺糖皮质激素过程中，病人往往食欲大增，常可因过度摄食而体重剧增，过度肥胖，会引起肝大和脂肪肝，故应适当限制热量摄入。

（6）碳水化合物及热量：充足的热量是维持营养、防止氨基酸氧化的必要保证，病人肥胖的则要减少热量摄入。土豆、红薯、粉丝、藕粉、山药、芋头、粉皮、南瓜中的蛋白含量低，而热量很高。

3. 病人应忌食什么？

肾病综合征病人应忌食海腥、虾、蟹、肥肉、酱菜、甜面酱、腐乳、咸肉、香肠、腊肉等肥咸食物，醋等刺激食品及大蒜、韭菜、葱等辛辣之品，戒酒禁烟，生冷水果也应忌食。食盐是钠的主要来源，但饮食中一些含钠较高的食物如牛肉干、牛肉松、虾皮、海参、松花蛋、咸鸭蛋、方便面、油条、榨菜、紫菜等也应该忌食。有水肿、高血压、心力衰竭者，应进食少盐或无盐饮食。

4. 对于肾功能不全、尿毒症病人更要特别注意哪些饮食？

①少食坚果（如核桃、栗子、杏仁等）及腌制食品（如咸菜、酱菜等）。②每日进食的高蛋白食物（如瘦肉类、牛奶、鸡蛋等）应控制量。根据病人各人病情，一般成年人每天100～150 g，并且分3～5次食用。③肾衰竭期肾脏排水能力有限，需控制水的摄入，建议按公式计算：进水量＝前一天的总尿量＋500—800 ml。④为了使肌酐、尿素氮能增加排出，必须使大小便通畅，大便宁可一天两三次而不要两三天一次。蜂蜜、香蕉、生梨、萝卜、胡桃肉、黑芝麻能润肠通便，这些食物都可以配合药物，经常使用。

尿毒症高血钾者忌食高钾食品，如香蕉、柑橘、土豆、西红柿、

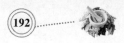

南瓜、茶叶、酱油、味精;血钾低的病人则相反。血尿酸高者忌食动物内脏、鱼虾蟹蚌、啤酒、菇类、豆类、菠菜。

二、运动指导

1. 肾病综合征病人如何调整生活起居方式?

健康的生活方式对肾病综合征病人尤为重要。不合理安排休息,过度劳累也会导致肾病综合征复发。因此,必须注意休息,合理安排作息时间,避免重体力劳动。

水肿和高血压的病人应卧床休息,因为卧床可增加肾血流量,有利于利尿,并减少对外界接触以防交叉感染,为防止肢体血栓形成,应保持适度床上活动及床边活动。病情缓解后可逐渐增加活动量,以利于降血脂,减少并发症。观察6个月无复发者可考虑参加室内轻体力劳动,病情稳定后6个月内尽量避免各种感染、过度劳累及怀孕。

2. 肾病综合征病人如何安排运动方式?

适当的体育运动对疾病的恢复有益,如散步、打太极拳、练气功等。应注意锻炼的时间,以早晨及傍晚为宜,切不可在中午或阳光强烈时锻炼。

游泳虽是夏季运动的好项目,但由于游泳需要消耗大量的体力,以及游泳场地的卫生得不到保证,建议肾病综合征病人不要游泳。

三、用药指导

1. 肾病综合征服药时有哪些注意事项?

肾病综合征服药应规律,由于治疗过程长,出院后需坚持服用糖皮质激素等药物,有的病人惧怕激素等药物致外貌及生理上的不良反应,非医生指导下自行停药或减量,可能发生急性肾上腺皮质功能不全或引起疾病复发,特别是疾病维持阶段,可致治疗效果前功尽弃。

2. 肾病综合征病人应用激素有什么注意事项?

肾上腺皮质激素是治疗肾病综合征的主要药物。坚持足够疗程用药及规则用药是治疗和预防该病复发的根本措施。使用时需遵循起始用量足、减撤药物慢、维持用药久的原则,定期测血压、血糖、尿蛋白定量,观察上消化道出血状况。肾上腺皮质激素合理而规则的用药是减少激素不良反应的关键所在,因而必须在医生的指导下加、减激素的剂量,不能擅自调整剂量或停药。同时,服用激素期间应观察大便的颜色,以防止出现消化道出血。如有胃病(如溃疡),空腹服用激素时可加用牛奶,以保护胃黏膜。医生医嘱减药期间,定期到医院复查尿常规、血液指标,以便随时调整激素的用量和时间。对于激素的不良反应,可采用在反应完全缓解后改用隔日 1 次服用的方法用药,避免库欣综合征的发生。

3. 肾病综合征病人应用细胞毒药物的注意事项有哪些?

临床常用细胞毒药物为环磷酰胺,环磷酰胺的主要不良反应是出血性膀胱炎和对骨髓的抑制。应在用药期间多饮水、多排尿,以增加尿量,促进环磷酰胺代谢产物排出,同时注意观察尿液颜色的变化。如果院外静脉用药,则应早上用药,避免午后、夜间用药。这是由于午后、夜间活动少、排尿少、容易造成环磷酰胺代谢产物在膀胱中停留时间过长而损伤膀胱黏膜,从而诱发膀胱炎症。每次冲击前后要复查血常规,若白细胞计数低于 $4.0 \times 10^9/L$,则须延长冲击间期,冲击治疗后骨髓抑制常常发生在用药后第 7~14 天,应该在这一时间监测 WBC 水平,若白细胞低于 $2.0 \times 10^9/L$,须注射粒细胞集落刺激因子提升白细胞。定期复查肝功能,肝功能异常时停药进行保肝治疗。

4. 如何自我判断用药疗效？

(1) 完全缓解：多次测定尿蛋白阴性，尿蛋白定量≤0.2 g/24 h，血白蛋白正常或接近正常（血白蛋白≥35 g/L），肾功能正常、肾病综合征表现完全消除。

(2) 显著缓解：多次测定尿蛋白定量＜1 g/24 h，血白蛋白显著改善，肾功能正常或接近正常。

(3) 部分缓解：多次测定尿蛋白有所减轻，尿蛋白定量＜3 g/24 h，血白蛋白有改善，肾功能好转。

(4) 无效：尿蛋白及血白蛋白与治疗比较无大改变，肾病综合征临床表现未消除，肾功能无好转。

四、护理指导

1. 肾病综合征病人为何要预防感染？

肾病综合征病人由于长期使用糖皮质激素和免疫抑制剂，免疫功能低下，容易发生各种感染。感染是本病复发和疗效不佳的主要因素之一，所以积极防治感染是避免本病复发的关键。注意饮食卫生，防止病从口入；加强口腔清洁，预防口腔炎症；注意保持皮肤的卫生，勤换内衣及剪短指、趾甲，预防皮肤感染的发生；做好会阴部的清洁卫生，预防泌尿系统逆行感染；注意保暖，防止受凉感冒。病人居住环境应保持清洁和空气流通。流行病流行期间，应避免与病人接触，一旦患有上呼吸道感染性疾病时应积极治疗而不可拖延。一旦出现感染，应及时选用敏感、强效及无肾毒性抗生素积极治疗。

2. 肾病综合征患儿预防感染还需注意什么？

肾病综合征复发除感染外，与疲劳也有关，家长要特别注意不让患儿过度疲劳。小儿活泼好动，不能让孩子活动量太大，应多加休息。另外，患儿不能接触水痘病人，因为应用激素后接触水痘可能会造成暴发性水痘而致死。

3. 如何进行心理卫生指导？

肾病是一种慢性病，病程长、治疗效果慢、易复发，在长期大剂量服用糖皮质激素和免疫抑制剂等药物后出现一些外貌上的变化和药物不良反应，特别是一些年轻的病人，思想负担重。这些不良心理状态不利于疾病的治疗和控制。如何避免这种情况，多方面的心理指导很重要。

（1）让病人认识肾病综合征虽然容易复发，但并非不治之症，且可以预防复发。保持良好的心态，掌握有关疾病防治知识，从生活、饮食、用药、复查等方面遵循医护人员的指导，可有效预防并发症的发生、控制病情复发及提高生活质量，以便尽快恢复工作和学习。

（2）告诉病人心理因素对疾病的影响。不良的情绪则使人的认识能力、活动能力下降，从而降低对疾病的抵抗能力，促使疾病的产生和病情的变化。通过心理疏导，使病人出院后仍保持良好的心态，正常地工作与学习，也对肾病综合征获得长期缓解起到了很好的作用。

（3）重视家庭社会支持系统的作用。指导家属、朋友关心病人、理解病人，帮助其树立战胜疾病的勇气，让其在医生的指导下正确认识疾病，鼓励病人坚持治疗，保持良好的心境，身心愉快，心情开朗。

4. 为什么肾病综合征复发率高？

糖皮质激素、泼尼松是肾病综合征病人的基本用药，标准的激素疗程应在一年半到二年，由于病理类型、感染、合并其他疾病等因素导致的激素依赖或抵抗则更加显著的延长了治疗的疗程，部分病人还需加用细胞毒性药物如环磷酰胺、硫唑嘌呤等。这些药物不良反应多，在用药不合理的情况下尤其突出，而病人由于多方面的原因往往不能接受这些药物，故依从性差，病情的反复、尿蛋白和水肿的反反复复，不仅为治疗带来困难，延长了疗程，也无形中增加了药物的不良反应，故出现肾病综合征疗程长、复发率高、依从性差等特点。

5. 什么情况下需要到医院复诊?

由于此病易复发，若出现发热、咳嗽、咳痰、尿频、尿急等症状时，发生感染的可能性很高；皮肤水肿、尿少及高血压是肾病综合征复发的症状；若排黑便，有可能是使用激素后激素溃疡的发生而致消化道出血的缘故。出现上述症状时应尽快到医院复诊，以保证及时对疾病进行治疗，避免并发症加重。

6. 肾病综合征病人如何预防复发?

（1）定期检查对预防疾病复发、及早发现并发症起着重要的作用。定期复查血、尿常规、肝肾功能、血生化等，病人需要保留病历、出院小结和各种检查化验结果等医疗文件，出院后详细记录日常生活、服药、饮食和自我感觉等方面情况，并在门诊治疗时提供给医生，有利于医生做出正确的判断。

（2）要密切配合医生诊治，尽早明确诊断。有条件者可作肾活检，从细胞结构水平确定疾病性质，然后制定针对性的个体化治疗方案。

（3）在方案制定后，要严格遵医嘱。肾病的治疗过程相对都较长，长时间的治疗容易使部分病人产生懈怠情绪，因此强调"遵从医嘱，定期随访"，对于减少复发尤为重要。

（4）积极慎重应对感冒、感染。感冒是最为主要的诱发因素，肾病综合征病人血液中的蛋白质大量从尿液中流失，在流失的物质中包括了构成我们免疫防线的重要成分，如免疫球蛋白、补体等，同时体内白细胞功能下降、锌等微量元素丢失，这些都严重削弱了机体对外界致病因子的抵御能力。

（5）告知病人病情缓解后走路是一种简便易行的锻炼方法。但是，走路锻炼强度要量力而行。体质差的可缓行，时间短些；体质强的可疾走，时间长些。

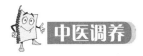

1. 肾病综合征病人如何进行中医辨证调养?

(1) 脾肾气虚证:症见腰脊酸痛,疲倦乏力,或水肿,纳少或脘腹胀满,大便溏薄,尿频或夜尿多,舌质淡红、有齿痕,舌苔薄白,脉细。治疗以补脾益肾,方用补脾益肾方加减。

(2) 风水相搏证:症见开始眼睑水肿,继则四肢全身水肿,皮肤光泽,按之凹陷易复,也可见发热、咽痛、咳嗽等症,舌苔薄白,脉浮或数。治疗以疏风清热,宣肺利水,方用越婢加术汤加减。

(3) 水湿浸渍证:症见多由下肢先肿,逐渐肢体水肿,下肢为甚,按之没指,不易随复,也可见胸闷、腹胀、身重、困倦,纳少泛恶,尿短少,舌苔白腻,脉沉缓。治疗以健脾化湿,通阳利水,方用五皮饮合胃苓汤加减。

(4) 湿热内蕴证:症见浮肿较剧,肌肤绷急,腹大胀满,也可见胸闷烦热,气粗口干,大便干结。小便短黄,舌红,苔黄腻,脉细滑数。治疗以宣肺解毒,利湿消肿,方用麻黄连翘赤小豆汤合五味消毒饮加减。

(5) 脾虚湿困证:症见面浮足肿,反复消长,劳后或午后加重,也可见脘胀纳少,面色㿠白,神倦乏力。尿少色清,大便或溏,舌苔白滑,脉细弱。治疗以温运脾阳,以利水湿,方用实脾饮加减。

(6) 脾肾阳虚证:症见全身皆肿,腰背以下尤甚,按之凹陷不易恢复,腰膝酸软,肢冷便溏,也可见畏寒神倦、面色萎黄或苍白,纳少尿短少,或伴腹大胸满,卧则喘促,淡胖、边有齿印,苔白,脉沉细或结代。治疗以温肾助阳,化气行水,方用真武汤合济生肾气丸加减。

(7) 瘀水互结证:症见尿少水肿,肿势轻重不一,水肿日久不消,也可见面色黧黑,口唇色暗,肌肤紫暗或瘀斑点,妇女月经不调或闭经,舌质暗红或暗紫,舌边有瘀斑点,脉细涩或弦涩。治疗以活血化瘀,利水消肿,方用加减桃红四物汤合当归芍药散。

2. **什么是肾病综合征病人中西医结合分阶段治疗?**

(1) 在大剂量激素诱导期,以西药为主。由于病人表现出一派阳热症状,以养阴清热解毒为主,佐以活血化瘀,主要目的是减轻激素的不良反应。

(2) 在激素撤退阶段,治疗以中医为主。针对病人易出现皮质激素撤退综合征,表现为一派阳气不足的症状,采用温肾助阳益气为主,主要达到促进肾上腺皮质分泌和减轻撤退综合征,减少撤药后反跳现象。

(3) 在激素维持量阶段,也以中医治疗为主。以补益肺气、滋肾填精为原则,主要目的是巩固疗效,预防疾病复发。整个治疗过程,中西医主次分明,互相取长补短,既达到西药治疗的目的,又发挥了中医特色。

(4) 应用细胞毒药物时,配合补益脾肾及调理脾胃的中药。可减轻骨髓抑制及胃肠反应的不良反应。

3. **肾病综合征病人常用中成药有哪些?**

(1) 黄葵胶囊。从天然植物黄葵提取,具有清热利湿的作用,用于慢性肾炎之湿热证,其主要成分黄酮类化合物可显著降低尿蛋白,减轻肾小管间质损伤。

(2) 雷公藤多苷片。祛风解毒、除湿消肿、舒筋活络。用于风湿热瘀,毒邪阻滞所致的肾病综合征。有降尿蛋白作用,主要不良反应为性腺抑制、肝功能损害及外周血白细胞减少。可配合激素使用,应注意定期复查肝功能、血常规。

4. **慢性肾炎病人可服用哪些食疗方?**

(1) 葱白紫苏粥:葱白3~5段,紫苏叶10 g,粳米100 g。先将粳米熬粥,将成之时加入葱白及紫苏叶,盖紧盖闷一会即可,宜趁热食用,每天1餐。功效:湿阳利水消肿,用于脾肾阳虚而见水肿者。

(2) 黄芪苡仁粥:生黄芪、生薏苡仁、糯米各30 g,赤小豆15 g,鸡内金9 g,金橘饼2枚(掰碎)。黄芪加水600 ml,水煎20分钟取汁,入薏苡仁、赤小豆煮30分钟,再入糯米、鸡内金共煮成粥,最后放入碎金橘饼稍煮即可。每日1剂,分2次服用。具有清热利湿、健脾消食、消尿蛋白等功用,适用于脾虚湿热性蛋白尿等。

(3) 山药扁豆芡实汤:干山药、扁豆、芡实、莲子同入锅内,加水适量,炖熟后加白糖适量服用,每天1剂,5剂为1个疗程。有健脾补肾、祛湿消肿。

第三章
慢性肾衰竭

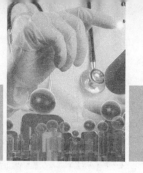

慢性肾衰竭是指发生在各种慢性肾脏疾病的基础上，肾实质遭到严重破坏，缓慢地出现肾功能减退直至衰竭。肾功能减退、代谢废物潴留、机体内环境失衡为常见的主要表现，恶心呕吐是最突出的症状。

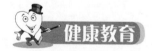

一、饮食指导

1. 慢性肾衰竭病人的饮食原则有哪些？

由于代谢的障碍，所以对慢性肾衰竭病人的饮食要求很严格，宜选用低盐、低脂、低磷、低精蛋白饮食。此外，饮食需要易消化和含有充足维生素，尤其是B族维生素，忌食海鲜、羊肉、豆制品、动物内脏等，不饮酒，不食辛辣刺激食品，多食新鲜蔬菜、优质蛋白等。基本原则为摄取必要的营养，不加重肾脏负担，保护残余肾功能，结合自己的身体状态，安排合理的菜单。合理饮食，有利于减轻代谢废物的潴留，延缓慢性肾衰竭的进展和恶化。

2. 慢性肾衰竭病人具体应该如何配合饮食?

对于慢性肾衰竭病人,限制蛋白质的摄入量,可减少血中的氮质滞留,减轻肾脏的负担,从而延缓慢性肾衰竭的进程。选用富含必需氨基酸的蛋白质,如牛奶、蛋类、河鱼、瘦肉、鸡肉等动物蛋白,而且在体内分解后产生的含氮物质较少,植物蛋白如豆制品、玉米、面粉、大米等含必需氨基酸较少,非必需氨基酸较多,生物效价低,故称为"低质蛋白",应尽量减少摄入。也可口服复方α酮酸片,可减少蛋白质分解,补充必需氨基酸。

供给病人充足的热量,可以减少体内的蛋白质消耗,可食红薯、芋头、山药、南瓜、藕、藕粉等。可食用植物油,减少动物脂肪摄入。

如果肾脏病病人没有水肿或高血压的情况不必限盐,限制盐的摄入量主要针对水肿和高血压的病人,因为不限制盐可加重水钠潴留,使水肿难以消退,引起血压升高。高血压及水肿病人,钠盐应控制在每天少于 3 g,无尿者,血压高者在每天 1~2 g,必须严格控制。忌食腌制品、快餐。忌咸鸡蛋、鸭蛋、咸菜、紫菜、油菜、菠菜、茴香、芹菜、萝卜含盐量高的食物。小苏打饼干、酱油等都在禁忌之列。

病人无尿少、水肿的情况是不需控制水的摄入量的,水肿的病人主要应根据尿量及水肿的程度来掌握水的摄入量,一般而言,水肿者每天进水量应控制在前一天排尿量加 500 ml 为宜,包括食物、药品所含水分。

对于尿量少、血钾高的病人应严格控制钾的摄入。禁食含钾高的食物,如蘑菇、白菜、紫菜、银耳、桂圆、黄花菜、干红枣、香蕉、橘子、葡萄等,禁饮茶、果汁等饮品,在医生的指导下减服或停服中药。血钾低的病人,可进食土豆、橘子、香蕉等含钾高的食物,水果一般含钾比较丰富。

应避免食用含磷高的食物,如蛋黄、动物内脏、脑、脊髓、全麦面包、干豆类、坚果类、乳酪、巧克力等。选用牛奶、绿叶蔬菜、芝麻酱，同时补充维生素，如维生素C、维生素B族、叶酸。烹饪方法忌油炸、油煎。青菜类在水中浸泡或在开水中捞一下，可减少钾的含量。鱼、肉用水煮一下，再进行烹调，可以降低磷的含量，做到色香味俱全，以增进病人食欲。

3. 慢性肾衰竭病人应忌食哪些食物？

慢性肾衰竭病人应忌食辛辣刺激食物及海腥发物，如鹅、公鸡、猪头肉、带鱼、黄鱼等，忌食煎炸食物，戒除烟酒。对高血尿酸的病人应禁食高嘌呤食物，如海鲜、啤酒、扁豆、菜花、油菜、芹菜、菠菜、骨髓制品、动物内脏等。水肿明显者宜多食萝卜、冬瓜、西瓜、黑豆、丝瓜等，兼见血尿者，宜食莲藕、白茅根、花生、茄子；伴高血压者宜食芹菜、菠菜、木耳、豆芽、玉米等。

二、运动指导

1. 慢性肾衰竭病人在生活起居方面应该注意什么？

慢性肾衰竭病人要注意休息，轻者可于室内外适当活动，重者宜多卧床休息。若病人病情稳定，贫血改善，病人可以适当活动，活动量应由少到多，量力而行。不要运动过度，适度运动也为了维持体力，而过度运动由于增加废物，会加重肾脏负担。

注意个人卫生，养成良好卫生习惯。减少出入公共场所，避免交叉感染。皮肤瘙痒时，切勿用力抓挠、抓破皮肤造成感染，可用艾叶、苦参、苍耳子、防风中的任意一种煎汤外洗，或用含酚炉甘石洗剂外用，勿用刺激性清洁剂清洗皮肤，内衣宜选用棉质。

急性或慢性肾功不全者，不宜怀孕，同时强调肾脏病人要节制性生活，病情急或进展期严禁性生活。因此，虚劳者应据病情而定，房事适度，对呵护肾脏是十分重要的。同时，应注意房事卫生，以防感染加重肾损害。

2. 慢性肾脏病怎样进行体育锻炼?

通过体育锻炼可以提高身体的抵抗能力,减少外界刺激对身体的感染,促进身体的血液循环,使身体代谢物及时排出体外,尽快恢复健康。运动疗法多种多样,如散步、骑车、游泳、慢跑、太极拳、体操、武术等。病人要根据自己的体质选择适当的运动,并要在医生的指导下进行,尤其要注意运动与休息的关系,以免过劳而加重疾病。

二、用药指导

1. 早、中期慢性肾衰竭的控制目标是什么?

对轻、中度慢性肾衰竭及时进行治疗,延缓、停止或逆转慢性肾衰竭的进展,防止尿毒症的发生,这是慢性肾衰竭防治中的另一项基础工作。对病人血压、血糖、尿蛋白定量等指标,都应当控制在"理想范围"。

(1)血压控制目标:良好的血压控制不仅可以延缓肾衰竭的进展,而且可以减少心脑血管并发症的发生,降低病人死亡率。降压治疗是慢性肾衰竭一体化治疗的重要组成部分。对肾实质性高血压的降血压目标,尿蛋白<1.0 g/d者将血压控制到130/80 mmHg;尿蛋白>1.0 g/d者将血压控制到125/75 mmHg。

(2)血糖控制目标:严格控制血糖,使糖尿病病人空腹血糖控制 5.0~7.2 mmol/L(睡前 6.1~8.3 mmol/L),糖化血红蛋白(HbA1c)<7%,可延缓病人慢性肾衰竭进展。

(3)尿蛋白控制目标:将尿蛋白控制在<0.5 g/24 h,或明显减轻尿微量白蛋白,均可改善其长期预后,包括延缓慢性肾衰竭病程进展和提高生存率。

2. 慢性肾衰竭替代治疗有哪些?

终末期肾脏病(尿毒症)是各种肾脏病的晚期,病人的肾功能基本已经丧失,肾功能丧失后体内堆积的多种排泄废物和毒素不能及时排出体内,须通过肾脏替代的治疗方式来代替部分肾脏的功能,以延长病人生存期。替代治疗主要包括透析治疗和肾移植。对于尿毒症病人而言,为了有效地延长其生存期,需要长期透析治疗。

透析是利用体外透析器或者人体腹腔内的一层薄膜(称为腹膜)排出体内毒素和多余水分,代替肾脏的部分功能,使得身体渐渐恢复到健康的水平,分别称为血液透析和腹膜透析。透析将帮助病人已衰竭的肾脏减轻重负。透析治疗慢性肾衰竭的目的为延长生命、度过危险期、移植前准备及移植失败的补救措施。

肾移植是目前一种较好的替代治疗法。在病人本身条件合适时,肾移植是将器官捐献者的肾脏移植到病人体内。术后不须再进行透析;但必须终身服用抗排异药物(免疫抑制药)才能使身体能够接受移植的肾脏。优势:无须建立透析通路,接近正常肾脏功能,基本恢复正常生活,饮食限制少。不足:手术有风险,有发生术后排斥的可能,术后必须每天服药,药物有不良反应,服用免疫抑制药可能使身体对其他疾病的抵抗力降低,肾源紧张,等待时间不确定。

3. 慢性肾衰竭替代治疗的选择,透析好还是肾移植好?

透析方式或是肾移植的选择应依据病人原发疾病、生活状况、病人及家属的意愿、当地的医疗条件等综合考虑。目前尚无哪一种方式更好、死亡率更低的循证医学证据。透析和肾移植都是尿毒症的治疗方式,两者互相补充,同样有效,共同为尿毒症病人提供有效的治疗。

4. 慢性肾衰竭病人在什么情况下开始进行替代治疗比较好?

慢性肾衰竭病人没有任何症状时不应该进行肾脏替代治疗,肾脏替代治疗的明确指征包括:①限制蛋白质摄入不能缓解的食欲减退、恶心等尿毒症症状;②难以纠正的高钾血症;③难以控制的进展性代谢性酸中毒;④保守治疗难以控制的水钠潴留,引起充血性心力衰竭、急性肺水肿；⑤尿毒症性心包炎；⑥尿毒症性脑病和进展性神经病变。除此之外，对保守治疗依从性差的病人应早期准备肾脏替代治疗，以免发生威胁生命的尿毒症并发症或电解质失衡。

适时透析是指选择合适时机开始透析，而不应在全身并发症都出现后才被迫开始透析。伴糖尿病的病人需要较早透析。

5. 腹膜透析治疗尿毒症的认识误区有哪些?

目前，人们对于腹膜透析治疗尿毒症还存在一定的认识误区。

误区一：腹膜透析不能长期进行。大多数病人只会在血液透析失败或者其他不得已的情况下才会选择腹膜透析，甚至在腹膜透析进行一段时间，身体状况有所好转以后，又转向血液透析方式。实际上，腹膜透析一样可以长期进行，帮助肾脏排出体内的毒素和多余的水分，使病人获得较高的生活质量。

误区二：腹膜透析会影响肾移植。经济条件允许，并且有合适肾源的病人，可以通过肾移植手术来让自己获得更加好的生活质量，但是由于受身体状况的影响，不能够马上进行肾移植手术，在此之前病人会选择透析治疗来进行日常治疗，并配合医嘱的药物治疗将身体状态调整至适宜移植手术的状态。许多病人都可能会倾向选择血液透析，而不是腹膜透析，这是因为病人认为腹膜透析和肾移植手术同在腹腔，腹膜透析会对肾移植有所影响。但是，这种认知是错误的。研究表明，在肾移植手术之前，进行腹膜透析有诸多好处。首先，腹膜透析操作独立，与血液透析相比肝炎感染率低，同时贫血程度轻，避免了输血等肝炎病毒感染机会，有利于肾移植以后抗排异药物的使用；其次，腹膜透析治疗有利于保护病人的残余肾功能，可以使移植后新肾脏功能恢复时间缩短；最后，移植肾脏放置在腹膜外（不影响腹膜透析进行），在等待移植肾恢复工作或移植肾失败情况下均可进行腹膜透析治疗。正确的认知可以帮助病人更好地进行治疗。

四、护理指导

1. 慢性肾衰竭病人出现皮肤瘙痒,怎么办?

病人往往因瘙痒而抓破皮肤,造成皮肤感染。因此,要常剪指甲,勤换内衣,避免搔抓,以防感染,避免使用乙醇、香皂类刺激之品,并且用温水擦浴,水温以 40℃ 左右为宜,使其机体微微出汗,能排出一定的毒素,同时减轻瘙痒症状。

2. 慢性肾衰竭病人怎样做好口腔护理?

慢性肾衰竭病人口中有尿素味,舌苔腻,影响食欲,易发生口腔溃疡,饭前饭后应漱口,睡前醒后应刷牙,可以不拘时间地用生理盐水或氯己定漱口液进行含漱,既可祛除异味又可增进食欲,减少感染。

3. 慢性肾衰竭病人大便不畅,怎么办?

慢性肾衰病人大便不畅需要使用降氮煎剂(大黄、蒲公英、丹参各30 g等),1 剂/天,水煎 150 ml,1 次/天,保留灌肠,保留时间:1.5~2 小时为宜,灌肠后排便 3~4 次为正常。但需注意保护肛周皮肤。

4. 慢性肾衰竭病人的心理护理有哪些方式?

慢性肾衰竭病程长,病人心理复杂,所以做好情志护理,对其消除紧张、恐惧、忧虑、悲观甚至绝望等情志变化十分重要。应当保持愉悦的心情,这样有助于治疗效果。

作为病人要了解疾病,认识疾病,正确对待疾病,在日常生活中保持乐观情绪。为消除不良心理,可帮助病人转移注意力,向病人推荐一些好的书、报刊,或听音乐和可行的文娱活动等。亲属多与病人交流、谈心,多给予关怀照顾,鼓励其战胜疾病的信心和勇气。多谈一些本病治疗成功的病例与经验,鼓励其树立战胜疾病的勇气和信心,充分调动病人的主观积极性。因此,病人要从思想上正确对待,恬淡乐观,增强信心,稳定情绪,积极主动配合医生治疗,病情易好。积极愉快的心理可增强机体的抗病能力。

5. 慢性肾衰竭病人什么情况下要及时就医?

如果发现病人头痛头晕,口中氨味加重,恶心,呕吐,有出血倾向,牙龈出血或鼻出血,肢体抽搐或有外感、感染倾向等应及时就医,以免延误病情。

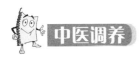

中医调养

1. 慢性肾衰竭病人如何进行中医辨证调养?

保护肾气和其他内脏功能,调节阴阳平衡,是治疗慢性肾衰竭的基本原则。

(1) 脾肾气虚证:症见倦怠乏力,气短懒言,食少纳呆,腰酸膝软,脘腹胀满,大便不实,口淡不渴,舌淡有齿痕,脉沉细。治疗以益气健脾强肾,方用六君子汤加减。中成药可用肾炎康复片。

(2) 脾肾阳虚证:症见畏寒肢冷,倦怠乏力,气短懒言,食少纳呆,腰酸膝软,腰部冷痛,脘腹胀满,大便不实,夜尿清长,舌淡有齿痕,脉沉弱。治疗以温补脾肾,振奋阳气,方用济生肾气丸加减。中成药可用肾康宁片。

(3) 脾肾气阴两虚证:症见倦怠乏力,腰酸膝软,口干咽燥,五心烦热,夜尿清长,舌淡有齿痕,脉沉细。治疗以益气养阴,方用参芪地黄汤。中成药可用贞芪扶正颗粒。

(4) 肝肾阴虚证:症见头晕,头痛腰酸膝软,口干咽燥,五心烦热,大便干结,尿少色黄,舌淡红少苔,脉沉细或弦细。治疗以滋补肝肾,方用六味地黄丸加减。中成药可用益肾养元合剂。

(5) 阴阳两虚证:症见畏寒肢冷,五心烦热,口干咽燥,腰酸膝软,夜尿清长,大便干结,舌淡有齿痕,脉沉细。治疗以阴阳双补,方用金匮肾气丸加减。中成药可用肾宝合剂。

2. 慢性肾衰竭病人常用中成药有哪些？

慢性肾衰竭可以按不同的分期辨治如下。

(1) 代偿期：多见脾肾气虚及脾肾气阴两虚：①脾肾气虚：症见食欲缺乏、食少、腹胀、全身乏力、气短、腰酸膝软、夜尿多于日间，舌淡胖大有齿痕，脉沉弱。中药以参苓白术散、百令胶囊等健脾补肾。②脾肾气阴两虚：为脾肾气虚同时有肾阴亏虚的表现，症见乏力、腰酸、五心热、口干、食欲缺乏、食少腹胀，舌质红有齿痕，脉沉细数。中成药予以保肾片气阴双补、利水泄浊。

(2) 氮质血症期：以肝肾阴虚、脾肾阳虚、阴阳两虚多见，辨证要点同前述，分别予以滋养肝肾息风用六味地黄丸、天麻钩藤颗粒；温肾利水用肾康宁胶囊；滋阴温阳利水选济生肾气丸治疗。

(3) 尿毒症期：中药选尿毒清胶囊、肾康注射液、肾衰宁胶囊等。

肾衰竭病程中出现肾性贫血，可选用当归补血胶囊、生血宝合剂等补肾填精、益气养血。此外，急、慢性肾衰竭均可用大黄为主的中药保留灌肠，对阻抑肾功能恶化的进程有确切的疗效。

3. 慢性肾衰竭病人如何进行穴位按摩等治疗？

(1) 药浴。中药洗浴是治疗慢性肾衰竭的辅助方法。其方主要由麻黄、桂枝、细辛、羌活、独活、苍术、白术、红花各 30 g，布袋包好后置于汽疗仪内，1 次蒸洗 30～45 分钟，达到出汗目的，以不疲劳为最佳时间，每周 3 次，可进一步排泄毒素，纠正高血压及氮质血症。

(2) 灌肠。可分为机器弥散灌肠和人工插管灌肠，治疗原则为活血清利、泄浊排毒。通过中药保留灌肠，刺激肠道黏膜，使肠道充血，增加毛细血管通透性，毒素随肠道分泌液排出体外，也可以加速排泄，减少肠腔内蛋白质的分解，使肠源性氮质吸收减少，药液与肠道接触面积轻较大,有利于从肠道排出更多的毒素,每周3次。常用方:大黄 15～30 g,蒲公英 30 g,煅牡蛎 30 g,六月雪 30 g。浓煎 150 ml,人工灌肠药液尽量保留体内 45 分钟左右,每天 1 次;机器灌肠原理与人工灌肠相同,但其通过机器将药液自肛门输入,荡涤肠道。痔疮、肠道肿瘤病人不宜使用,药液温度宜控制在 39～41℃。

(3) 按摩疗法。按摩疗法是冬季护肾的有效方法。常采取两种方法。搓擦腰眼:腰为肾之府,两手搓热后,紧按腰部腰眼,用力向下搓到骶尾部,左、右手一上一下同时进行,共 30 次;"腰为肾之府"搓擦腰眼可疏通筋脉,有壮腰强肾、防治腰痛、增强肾脏功能的作用。揉按丹田:两手搓热,在腹部丹田按摩 30～50 次;此法常之,可增强人体的免疫功能,起到强肾固本、延年益寿的作用。

4. 慢性肾衰竭病人可服用哪些食疗方?

(1) 参元汤:人参(或西洋参)益气健脾,桂圆肉养血安神:以人参 6 g 加桂圆肉 10 枚,共煮内服,对慢性肾功能不全病人贫血、心悸怔忡者,有养血安神之功效

(2) 桑葚蜜膏:桑葚有养血补肾作用,蜂蜜可润燥养血,以鲜桑葚 100 g(或干品 50 g),浓煎,加蜂蜜 250 g 收膏,用于慢性肾功能不全肾阴不足、失眠烦躁者。

(3) 参枣汤:人参(或西洋参)益气健脾,红枣功能健脾和胃,以人参 6 g 加红枣 6 枚,共煮内服。对慢性肾功能不全病人贫血者,有提高血红蛋白作用。

(4) 核桃仁、芡实各 30 g,大米 60 g。前 2 味捣烂,与大米一起煮成粥即可。每天 1 剂,分 2 次服用。具有补肾、消尿蛋白等功用,适用于肾虚性尿蛋白等。

>>> 第七篇

风湿与免疫疾病

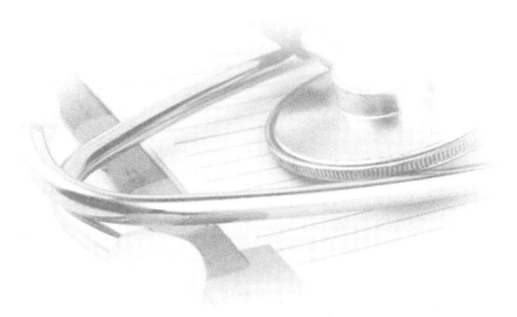

第一章
类风湿关节炎

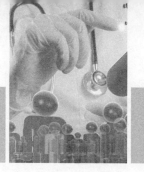

类风湿关节炎是一种以慢性、侵袭性关节炎为主要表现的自身免疫病。未经正规治疗,可导致关节畸形、功能丧失。几乎所有类风湿关节炎病人都累及手和腕关节,早期为手靠近手掌的近端指间关节梭形肿胀,掌指关节或腕关节的僵硬、肿胀和疼痛。

类风湿关节炎和其他系统性风湿病一样具有慢性反复发作的特点,只要免疫功能发生紊乱,病情就会活动,很难痊愈。

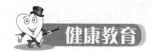

一、饮食指导

1. 类风湿关节炎病人饮食有什么忌口吗?

一般说来,类风湿关节炎没有特别的饮食禁忌,如果过去吃过某些食物曾明显诱发或加重关节病变的,则应该"忌口"。饮食要丰富多样,保证营养全面、合理。类风湿关节炎是慢性病,病人处在较长时间的疾病折磨中,由于疼痛难忍造成睡眠不足,进而影响食欲。因此,平时应当注意改善病人的营养摄入,促进病人的食欲。多吃富含优质蛋白质、维生素和矿物质的食物,还应注意菜肴的色、香、味。

加重类风湿性关节炎症状的食物大致有以下3类,应结合个人情况注意减少或避免食用。

(1) 高脂肪类食物:脂肪在体内氧化过程中,能产生酮体,而过多的酮体对关节有较强的刺激作用,故病人不宜多吃高脂肪类食物,如全脂牛奶、肥肉等,炒菜、烧汤也宜少放油。

(2) 过酸、过咸类食物:如花生、白酒、白糖以及鸡、鸭、鱼、肉、蛋等酸性食物摄入过多,超过体内正常的酸碱度值,则会使体内酸碱度值一过性偏离,使乳酸分泌增多,且消耗体内一定量的钙、镁等离子而加重症状。同样,若吃过咸的食物如咸菜、咸蛋、咸鱼等,会使体内钠离子增多而加重症状。

(3) 海产类:如海鱼、海虾等,因其中含有较多嘌呤,被人体吸收后能在关节中形成尿酸盐结晶,加重关节症状。

2. 类风湿关节炎病人适合吃什么?

一般可以选择味佳可口、增强食欲的饭菜,以素食为主,饭后食用水果类(苹果、葡萄等),饮料以无任何添加剂的果汁等天然饮料为宜,少用汽水等易引起胃酸的饮料。可适量选食富含维生素E、C、A、B等丰富的蔬菜和水果,如萝卜、豆芽、紫菜、洋葱、海带、木耳、干果(栗子、核桃、杏仁、葵花籽)及草莓、乌梅、香蕉,以及含水杨酸的西红柿、柑橘、黄瓜等,同时,多食用土豆、蘑菇对类风湿关节炎具有保护作用。

患类风湿关节炎后,有些病人认为生病一定与身体素质有关,因此尽可能地多吃自己认为有营养的食物。也有些病人听说本病与身体里的变态反应有关,因而担心食物过敏会引起发病或加速病情发展,夏天不敢吃冷饮,平时不敢吃鱼、虾、鸡蛋、豆腐、海产品,以致食谱单调,营养不全面。显然,以上这些对疾病的好转和康复都是不利的。

二、运动指导

1. 类风湿关节炎病人关节疼痛时是不是应该静养?

类风湿关节炎病人病情稳定,关节没有明显肿痛时可以适当锻炼,以保持体质和恢复关节功能。否则,身体会日渐衰弱,四肢甚至全身肌肉出现失用性萎缩、关节僵直、变形,成为终生残废。病人在关节肿胀的急性期需要休息。

过了急性期,可在床上做主动或被动的髋、膝、踝关节的屈伸运动,也可理疗。逐渐增加穿衣、吃饭、洗澡等生活能力的锻炼,以防止关节变形。值得提倡的是在温水中活动,除了可以减轻关节疼痛、促进肌肉放松外,还可改善关节活动度、肌力及耐力。

稳定期病人可以经常参加体育锻炼或各种力所能及的劳动,如保健体操、气功、太极拳、广播体操、散步等,一般来说,凡是能坚持体育锻炼的人,身体比较强壮,抗病能力就强,很少患病。

2. 类风湿关节炎病人自己可以做哪些康复保健操?

(1) 颈部运动:放松颈部,头向上下运动;慢慢向左右转动;头向两侧屈,耳朵尽量贴向肩部(图7-1-1)。

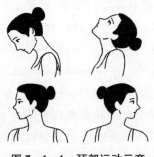
图7-1-1 颈部运动示意

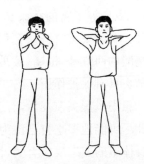
图7-1-2 肩部运动示意

(2) 肩部运动:向前后、左右、上下各方向活动肩关节,做圆形运动;双手握在一起放在头后,双肘尽量向后拉(图7-1-2)。

（3）手腕运动：手腕上下、左右活动。

（4）手指运动：手指分开、并拢，手指屈曲、伸直；拇指与其他手指一个个地对指。

以上动作简单易行，应于起床后和睡前进行，每个动作最少做10次。

3. 手指发病如何保养？

（1）坚持每天双手交替捻动手指关节，按揉各关节和相关穴位，以达到缓解痉挛、疼痛、消肿的作用。

（2）由于手部经常暴露于外，与外界接触最多最广，最易感受风寒湿邪，所以病人平时应注意手部的保暖、防风、防湿。还应注意保持各关节的正常功能姿势，以免发生僵直畸形。

（3）每天晨起后坚持自我摇动腕、指掌、指间关节以达到消肿去痛的作用，维护和帮助恢复关节的正常功能。

三、用药指导

1. 类风湿性关节炎能用糖皮质激素治疗吗？

糖皮质激素包括泼尼松、地塞米松等，是目前已知最强的抗炎药物。尽管如此，仍不能阻断类风湿关节炎的病情进展和关节破坏，而且长期应用还会产生明显的不良反应，如骨质疏松、糖尿病、高血压、细菌或病毒感染、无菌性骨坏死等，这些危害并不小于类风湿关节炎本身的危害。目前倾向于使用小剂量，即小于每天 15 mg 的泼尼松，根据病情在短期内可酌情增减。病人应在医生指导下使用激素，严格遵循医嘱，不能擅自减量或长期把激素当止痛药用。

2. 消炎止痛药有哪些不良反应，关节炎病人应如何正确服用？

消炎止痛药主要是指非甾体类抗炎药，它具有解热、镇痛和抗炎作用,是治疗风湿性疾病的一线药物。其不良反应主要有以下6个方面。

(1) 胃肠道反应:主要表现为上腹部不适、消化不良、反酸、胃灼热(烧心)、恶心、呕吐,甚至消化道出血、穿孔等急症。有时在毫无先兆的情况下发生不可控制的大出血乃至危及生命。以前有胃溃疡、十二指肠溃疡及胃炎病史,而且近期有胃部症状的病人最好不用非甾体类抗炎药。如果一定要用,应事先向医师说明情况,在指导下小心使用。如出现黑便和呕血等情况,应马上停药并及时就医,以防止病情加重;其他病人在应用时要尽量在饭后服用,以减轻对胃肠黏膜的刺激。为减轻消化道反应,可使用肠溶片或保护胃黏膜的药物,并应戒烟、酒、咖啡等刺激性食品。

(2) 肾脏影响:非甾体类抗炎药在一般剂量下很少发生肾脏损害。但是,它可使肾脏的血流灌注减少,长期大量使用对肾可产生损害,在由糖尿病、高血压、肝硬化等引起的肾功能不全的病人中使用可使肾衰竭加重。为避免非甾体类抗炎药的肾损害,对老年人以及已有肾病的病人要慎用。

(3) 有些非甾体类抗炎药可产生轻微的神经系统不良反应,常见的症状有头痛、头晕、耳鸣、失眠、感觉异常等。在中毒时可出现谵妄、惊厥、昏迷等严重症状。

(4) 非甾体类抗炎药对血液系统也有一定的影响,以粒细胞减少及再生障碍性贫血为最常见。

(5) 肝损害:其常见症状为黄疸、转氨酶升高、恶心、呕吐等。

(6) 另外,皮疹及过敏反应也不少见,严重的过敏反应甚至可导致哮喘及休克。

3. 类风湿关节炎病人怀孕时应如何用药?

目前资料表明,类风湿关节炎本身不会对胎儿造成影响。约70%的类风湿关节炎妇女在妊娠期间病情可以改善,大部分在妊娠3个月病情缓解。尽管如此,妊娠期间病情仍会出现波动,而且大部分妊娠期间病情稳定的病人多在分娩后复发。因此,类风湿关节炎病人妊娠时的关键是如何用药的问题。

对于非甾体类抗炎药,妊娠前3个月及妊娠后期必须严格限制使用,妊娠中期必要时可以使用。哺乳期间最好使用半衰期短的药物,如布洛芬等。妊娠期间禁止使用细胞毒药物,如甲氨蝶呤、环磷酰胺等,来氟米特、金制剂、青霉胺、雷公藤等也最好不用。妊娠前这些细胞毒的免疫抑制剂也需要停药半年以上才可以怀孕。有报道服用羟基氯喹的妇女可以生下正常的胎儿,病情需要时可以在医生指导下选择使用。

4. 关节炎病人能服药酒吗?

酒性辛温走窜,有祛风散寒、舒筋活血的作用,用酒将治疗风寒湿痹之有效中药进行炮制,则药力借酒力通达四肢关节,使气血行而风湿除,筋骨强而痹病愈。长期饮用对治疗慢性风寒湿性关节炎有较好疗效。但是,对于阴虚有热或外感风热或风湿热痹以及高血压、孕妇等均应禁服。还应注意药酒内不要兑入其他酒类或就果菜饮用。除内服外,一些药酒还可擦患部,或加点穴按摩,或加用小木棒叩击,亦有一定疗效。

5. 为什么类风湿关节炎病人要定期到医院检查?

类风湿关节炎病人要定期到医院检查有两方面原因。第一,类风湿关节炎是一种长期不愈而又复杂多变的疾病,在治疗过程中一定要随时结合病情的变化,定期检查类风湿因子、C反应蛋白、血沉、X线等,以评价疾病是否活动及其活动程度;了解骨关节破坏是否进展以及治疗的效果,如疗效不佳,应考虑及时改用其他药物或联合用药,以免延误病情,失去治疗的最好时机。第二,治疗类风湿关节炎的药物可产生各种各样的不良反应,如恶心、呕吐、食欲不振、胃出血、白细胞及血小板减少、肝肾功能损害、皮疹、生殖系统损害等,长期应用还可出现视网膜病变,肺、肝纤维化等。因此,有必要定期到医院进行有关检查,调整药物剂量或种类,以达到不良反应最轻、疗效最好的目的。表7-1-1举例说明了部分常用免疫抑制药的服用须知及需要配合的检查项目。

表7-1-1 常用免疫抑制药服用须知

药物名称	服用须知
甲氨蝶呤	服药次日须服用叶酸 前3个月每2~4周查血常规及肝功能,之后每3~4个月查血常规、肝功能,必要时拍胸片
来氟米特 爱若华/妥抒	每2~4周查血常规、肌酐、肝功能,剂量稳定后每2~3个月查一次
柳氮磺吡啶	前3个月每2~4周查血常规及肝功能,之后每3~4个月查一次
羟氯喹(纷乐)	每6~12月进行眼科(眼底)检查
硫唑嘌呤	每2周查血常规及肝功能直至剂量稳定,之后每1~3个月查肝功能及血常规
环孢素A	每2周查血压、肝功能及肌酐直至剂量稳定,之后每月查一次;每1~3个月查血常规、肝功能和电解质
吗替麦考酚酯(骁悉,赛可平)	服用第1年,第1个月每周1次查血常规,第2和第3个月每月2次,余下的一年中每月1次,之后每1个月查血常规、尿常规、肝肾功能
D-青霉胺	每4周查血常规、尿常规及肝功能,直至剂量稳定,之后每1~2个月查一次
艾拉莫德 (艾得辛)	前3个月每2~4周查血常规及肝功能,之后每3~4个月查一次血常规、肝功能
糖皮质激素 (泼尼松,美卓乐)	长期用药时须服用保护胃黏膜的药物,并注意补充钙、维生素D预防骨质疏松 前3个月2~4周查血常规及肝肾功能,之后每3~4个月查血常规、肝肾功能 定期监测血糖、血压、骨代谢

四、护理指导

1. 类风湿关节炎平日如何保养?

类风湿关节炎病人应减少各种诱发因素,加强锻炼,预防感冒,并注意不要久居风、寒、潮湿之地。

(1)避免受风、受潮、受寒:大部分病人发病前或疾病复发前都有受凉、受潮等病史。春寒料峭,雨水较多,是类风湿关节炎的好发季节,要防止受寒、淋雨和受潮,关节处要注意保暖,不穿湿衣、湿鞋、湿袜等。夏季炎热,不要贪凉、空调不能直吹患病关节,秋冬临近,天气逐渐变冷,更要防止风寒侵袭,注意保暖。

(2)注意劳逸结合:劳逸结合,即活动与休息要适度,过于疲劳,人的免疫力也会随之下降,容易引发一些疾病。

(3)预防和控制感染:实验研究表明,细菌或病毒的感染可能是诱发类风湿关节炎的因素之一。临床发现,有些类风湿关节炎往往在患了扁桃体炎、咽喉炎、鼻窦炎、慢性胆囊炎、龋齿等感染性疾病之后而发病或病情复发加重。所以,预防感染和控制体内的感染病灶也是重要的。

2. 类风湿关节炎姿势护理有哪些注意事项?

一般要求病人站立时应尽量挺胸、收腹和两手叉腰,避免懒散松弛的驼背姿态,床铺不可太软,以木板床为佳,睡眠时忌用高枕,卧姿采取以俯卧姿势为佳等。

3. 类风湿关节炎可以参与日常生活和工作吗?

在病情稳定时,病人可以参与正常的工作和日常生活。但是,要避免小关节长时间负重,要避免不良姿势,减少弯腰、爬高、蹲起等动作。不可过度劳累。家务应干一会儿歇一会儿,常变换姿势。可坐着而不是站着熨衣服,用长把工具扫地以减少弯腰,取物时蹲下再取。

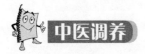

1. 类风湿关节炎病人中医分为哪些型,可以参考哪些代表方治疗?

关节肿胀、疼痛,痛有定处,遇寒加剧,证属寒湿阻络;还可伴见畏寒怕冷,舌苔薄白,脉浮紧或沉紧等症。治疗以散寒利湿,祛风通络。方用蠲痹汤加减。

关节红、肿、疼痛如火燎,证属湿热痹阻;还可伴见恶风发热,心烦口渴,便干尿赤,舌质红,苔黄,脉滑数等症。治疗以清热利湿,宣痹通络。方用宣痹汤合木防己汤加减。

关节肿胀日久,僵硬变形,痛如锥刺,昼轻夜重,证属痰瘀互结;还可伴见口干不欲饮,舌紫暗,舌苔白腻或黄腻,脉细涩或细滑等症。治疗以活血化瘀,祛痰宣络。方用身痛逐瘀汤合指迷茯苓丸加减。

关节疼痛,肿胀,活动不利,腰背酸痛,证属肾虚寒凝;还可伴畏寒怕冷,神倦懒动,天气寒冷时疼痛加重,舌淡胖,苔白滑,脉沉细等。治疗以温补肾阳,祛寒利湿。方用消阴来复汤加减。

病久关节肿胀、畸形,局部关节灼热、疼痛,屈伸不利,证属肝肾阴虚;还可伴见形瘦骨立,腰膝酸软,头晕耳鸣,盗汗,舌质红,少苔,脉细数等症。治疗以滋补肝肾,强筋补骨。方用左归丸合龟鹿二仙膏加减。

关节疼痛,肿胀僵硬,麻木不仁,行动艰难,证属气血两虚。还可伴面色㿠白,心悸自汗,神疲乏力,舌色淡,苔薄白,脉细弱。治疗以补益气血,宣痹通络,方用三痹汤合独活寄生汤加减。

2. 类风湿关节炎病人常用中成药有哪些?

中成药也须辨证选用。关节红肿疼痛属湿热痹阻型,可服用二妙丸、三妙丸、湿热痹冲剂等清热利湿类中成药；关节冷痛肿胀属寒湿痹阻型,可用尪痹片、寒湿痹冲剂等散寒利湿类中成药；益肾蠲痹丸具有温补肾阳、通络止痛之功效,可用于肾阳不足,瘀血阻络的病人；痰瘀互结证可选用再造丸等祛痰通络类中成药；肝肾阴虚证可选用左归丸、健步丸等滋补肝肾类中成药；气血两虚证可选用归脾丸、人参养荣丸等补益气血类中成药。

3. 类风湿关节炎病人怎么做饮食调护?

类风湿关节炎病人在治疗用药的同时,配合饮食疗法,有相得益彰之功,其他关节疼痛肿胀者也可参照。现将4种食疗方介绍如下。

（1）生姜鸡：用公鸡1只,生姜100～250 g,切成小块,在锅中爆炒焖熟,不放油盐。会饮酒者可放少量酒,1天内吃完,可隔1周或半月吃1次。用于关节冷痛,喜暖怕寒者。

（2）赤小豆粥：赤小豆30 g,白米15 g,白糖适量。先煮赤小豆至熟,再加入白米作粥加糖,能除湿热。

（3）苡米粥：苡米30 g、淀粉少许、砂糖、桂花适量。先煮苡米,米烂熟放入淀粉少许,再加砂糖、桂花。作早餐用,能清利湿热,健脾除痹。

4. 类风湿关节炎常见的外治方法有哪些?

适宜类风湿关节炎的外治方法有多种,如熏洗疗法、针灸治疗等,熏洗疗法尤其适合双手、双足,熏洗的药物可以是风湿专科医师处方的内服药物第三煎,或者用专用的外洗方。熏洗疗法是将中药煎煮后,趁热对患部熏蒸或浸泡,使药性从毛孔直入病所。有祛风散寒,舒筋活络的作用。

（1）海桐皮、桂枝、海风藤、路路通、宽筋藤、两面针各30 g,水煎,15分钟后用药汁熏洗病变局部,每天1次,每次20分钟,连续使用1个月。

(2) 制川、草乌各 20 g，白芷 50 g，羌活、独活各 50 g，细辛 10 g，川芎、桂枝各 30 g，威灵仙、伸筋草、透骨草各 60 g，水煎后用药汁熏洗患处，每天 2～3 次，每次 15 分钟，5～10 天为 1 个疗程。

第二章
强直性脊柱炎

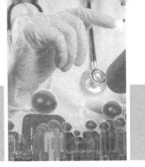

　　强直性脊柱炎是一种以脊椎及骶髂关节等中轴关节发生慢性炎症为主的全身性疾病，病变大多先累及骶髂关节，并常发生脊柱椎间盘纤维化及其附近韧带钙化和骨性强直，肌腱、韧带、附着点病变为其特征性病理变化。强直性脊柱炎病因尚未明确，与遗传、环境等因素相关，有着明显的家族发病聚集倾向。

　　本病可急性发作出现高热、关节肿痛等表现，但大多数病人病情发展缓慢，一般初诊时病程往往已经超过5年以上，而且发病时以腰背痛为主诉，病人往往会误诊为腰椎间盘突出而延误治疗。一般而言，在病情的活动期需要住院治疗，有重要脏器累及的要定期住院调整治疗方案，而大多数病情稳定，或病情较轻的病人可以正常工作、生活、学习，但须注意个人调护，配合医嘱，注意饮食及适当锻炼可以获得病情的长期稳定。

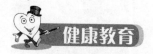

一、饮食指导

1. 强直性脊柱炎病人在饮食方面有什么禁忌?

一般而言,强直性脊柱炎病人对日常饮食并无太多禁忌,宜选择高蛋白质、高维生素、富含钙质、铁质且易消化的食物为主,如牛奶、鸡蛋、豆制品、瘦肉以及新鲜的蔬菜水果等,勿过食生冷、肥甘。若病人因长期疼痛或其他症状等因素,引起厌食、贫血等并发症时,则要在日常饮食中合理增加营养。总之,饮食宜多样化,保持营养均衡。

2. 强直性脊柱炎病人为什么要少吃油腻食物?

强直性脊柱炎是一种慢性疾病,病久易损伤脾胃。若过食油腻食物,则容易阻碍消化功能,出现胃胀、嗳气、腹胀、肠鸣、腹泻等表现,亦对本病不利。建议病人宜节制,避免过食肥肉、动物内脏及动物油等。

3. 强直性脊柱炎病人可以吃火锅吗?

强直性脊柱炎发生与胃肠道感染相关,部分病人合并患有炎性肠病。火锅中多有辣椒、花椒等辛辣之物,食材多见牛羊肉、动物内脏等肥甘之品,且人们吃火锅时常喜佐以啤酒,则更易引发胃肠道急性炎症,不利于病情控制。因此,建议强直性脊柱炎病人尽量不吃或少吃过于辛辣的火锅,注意饮食卫生,避免摄入过于刺激及生冷食物。

4. 强直性脊柱炎病人可以喝碳酸饮料吗?

强直性脊柱炎病人骨质疏松发生率较高,所以建议病人多食用含钙较丰富的食品,如虾皮、奶制品、豆类等。大量饮用碳酸饮料会导致人体对磷的过多摄入,降低人体对钙的吸收。同时,碳酸饮料中往往含糖量较高,摄入过多糖分亦会影响钙吸收。除了碳酸饮料之外,大量咖啡与浓茶也容易导致骨质疏松,增加脆性骨折发生风险。因此,建议强直性脊柱炎病人不喝或少喝碳酸饮料以及咖啡、浓茶,以白开水或淡茶为宜。

5. 强直性脊柱炎病人可以吸烟吗?

强直性脊柱炎好发于青壮年男性,病人中不乏吸烟人群。强直性脊柱炎病人常见有胸廓活动受限,少数病人可出现肺部纤维化,均可导致肺功能一定程度的损害,而吸烟则可能进一步加重肺功能损害。且已证实,吸烟是功能预后不良因素之一。因此,建议吸烟病人戒烟。对于有强直性脊柱炎家族史的健康吸烟人群,也建议尽早戒烟,以降低发病风险。

二、运动指导

1. 强直性脊柱炎病人为何要进行锻炼?

除了急性发作期或心肺等重要脏器受损时需要适当休息外,强直性脊柱炎病人应当根据自身情况积极锻炼,以增强体质,提高机体抗御外邪的能力。

2. 适合强直性脊柱炎病人的运动有哪些?

适合的运动应包括:保持脊柱灵活性的运动,如颈、腰各个方向的运动、转动等;维持胸廓活动度的运动,如深呼吸、扩胸运动等;肢体运动,种类繁多,如散步、锻炼体操等。太极拳动作缓慢、轻柔,对本病有一定帮助,但须注意保护膝关节。游泳对于强直性脊柱炎病人而言是非常有益的,它是一项全身性运动,因在水平姿态且重力影响很小的情况下所有肌肉和关节均可得到锻炼,既包括扩胸运动,又有肢体活动,还有利于维持脊柱正常生理曲度,但应避免水温过低。对于脊柱和髋关节有轻度屈曲畸形的病人,每天可进行 1~2 次的俯卧，每次 15~30 分钟。

3. 强直性脊柱炎病人运动时应有哪些注意事项？

为防止脊柱损伤，本病病人应该避免突然下落和碰撞的运动，如跳水、蹦极等。跑步有可能会加重强直性脊柱炎的症状，尤其是髋关节受累者更不宜提倡。运动须适度适量，不可过量地运动后出现关节疼痛，并不能缓解，说明已过度，须休息调养。

4. 强直性脊柱炎病人应当如何进行体操锻炼？

锻炼当循序渐进，持之以恒。体操锻炼时以病人自觉疼痛可耐受且不加重症状为原则，最好选择病人精力充沛、疼痛最轻时进行。运动强度一般以运动时病人不感到心慌和劳累为度，切忌突然做高强度的运动，以免发生意外。现将常见的一套体操内容介绍如下。

（1）准备运动：用力原地高抬踏步 1 分钟，双臂分别向前、向上、向两边各伸 20 秒钟。应重复以下每个动作至少 5 次。

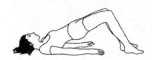

（2）地板锻炼：取仰卧位，屈膝，双足着地。尽量抬高臀部，保持 5 秒钟，然后慢慢落下。

举起手臂，朝向天花板，双手五指交叉，双臂尽量向右，同时双膝尽量向左右转，重复相反方向的动作。

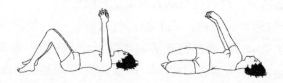

保持下颌内收，双手伸向膝盖，同时肩膀和头抬离地板，然后放松。

下颌内收，抬起肩膀和头，双手伸向右膝外侧，放松。反向重复上面的动作。

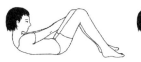 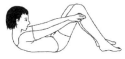

四肢着地,双肘伸直,不要弯曲。尽量低头至双臂之间,同时尽量向上弓背。然后抬头,背、腰尽量下弯。

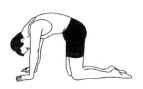 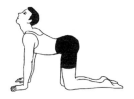

向上抬头,抬右臂,同时尽可能高地向后抬高左腿,保持 5 秒钟,恢复原状;然后抬左臂、右腿,重复相同的动作。

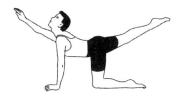

(3)椅上练习:坐在一把稳定的椅子上,双足着地,双腿绕在坐椅腿内,双手放于身体两侧,左手握椅子扶手。身体尽量向右侧弯,不要向前倾,右臂伸向地板。再做相反方向的动作。

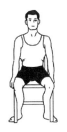 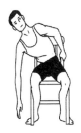

双侧前臂相互握住、抬高至与肩相平，上身尽量向右转动，重复相反方向的动作。

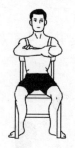 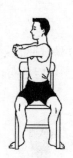

握住坐椅边。两肩不动，尽量向右转动头部。反向重复上述动作。

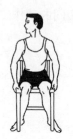 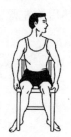

站到椅前（建议可在上面放一块舒适的坐垫），右足跟置于坐垫上、伸直腿，双手尽量伸向足部。保持6秒钟，放松，重复2次，每次较前次尽量前伸。放松，换腿重复。

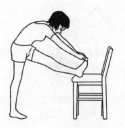 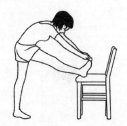

站到椅子侧面,右手抓住椅背。屈右膝,右小腿置于坐垫上。左脚尽量朝前站。双手置于身后。尽量弯曲左膝,抬头、伸背;转身站到椅子一侧,反向重复上述动作。

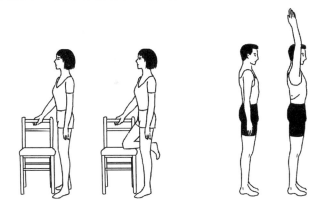

(4)姿势练习:背靠墙角站立,同时肩膀和臀部以及脚跟尽量靠墙,然后下巴靠近胸口,后脑勺靠向墙。肩部放松。向上、向前抬手臂,但肘部不要弯曲。尽量向上伸展,但不要抬脚跟。使上臂靠近耳朵,大拇指朝向墙壁。放下,然后重复另一只手臂。

三、用药指导

1. 强直性脊柱炎主要的治疗药物有哪些?

治疗强直性脊柱炎的药物主要有:①非甾体类抗炎药物,主要是缓解病人症状,改善病人生活质量。常用的有双氯芬酸、布洛芬、塞来昔布、美洛昔康等。②糖皮质激素,非常规用药,只有在外周关节病变严重、眼部受累时考虑短期、小量应用。③改善病情抗风湿药物,用于控制病情发展。首选柳氮磺吡啶,对于不耐受或磺胺过敏者可选用甲氨蝶呤和雷公藤多苷片等。④肿瘤坏死因子拮抗剂,对于中轴关节疗效确定,已成为控制强直性脊柱炎病情进展的有力手段之一,明显改善预后,但费用昂贵,且用药前需除外急性感染、活动性结核等。常用药物有依那西普、英夫利昔单抗等。

2. 强直性脊柱炎在何种情况下需要糖皮质激素治疗?

糖皮质激素不能影响强直性脊柱炎病程进展,且长期大量全身使用会加重病人骨质疏松,因此不是本病的首选药物。但是,如果出现下列情况使用糖皮质激素可帮助病人快速改善炎症反应、减轻病情:①对非甾体抗炎药物治疗无效者,可给予小剂量糖皮质激素治疗;而对非甾体类抗炎药物存在抵抗的严重外周关节炎病人,可局部关节腔内注射糖皮质激素或全身给药,剂量宜中等为宜。②如若合并关节外损害,如虹膜睫状体炎、肺部受累时,在专科医师指导下及时予以糖皮质激素治疗。

四、护理指导

1. 强直性脊柱炎病人出院后如何进行心理上的护理疏导?

强直性脊柱炎是一种慢性病,好发于青壮年,病人可能长期伴随脊柱与外周关节不同程度的疼痛,严重者可出现脊柱畸形、股骨头坏死,甚至导致永久性残疾。长期的疾病困扰容易使病人出现消极情绪,甚至对治疗丧失信心。因此,心理上的护理疏导尤为重要。可通过坦诚的交谈使病人全面认识疾病,认识治疗的意义及其长期性,树立战胜疾病的信心,消除紧张、焦虑、抑郁或恐惧的心理,鼓励病人在力所能及的范围内积极参与社会活动。鼓励病人积极配合并坚持治疗,使疾病处于相对静止、稳定状态,尽可能达到正常生活工作的目的。

2. 强直性脊柱炎病人在日常生活中有哪些注意事项?

除病情急性活动期和疼痛明显需短期卧床休息外,大多数稳定缓解期的病人都可坚持日常工作,但应调整工作强度及工作时间,避免过度劳累。尤其要注意保护腰脊,避免负重、闪挫以及慢性劳损,减少或避免引起腰脊部持续性疼痛的体力活动,并建议病人至少每工作1～2小时起来活动一次。在生活起居方面,病人的房间最好向阳、温暖、通风,室内干燥,切忌住在潮湿阴冷之处;可适度做家务,但应避免保持一个姿势的时间过久。

3. **强直性脊柱炎病人应当如何保持正确的姿势?**

为防止脊柱畸形,保持正常的活动功能,病人应卧硬板床,常取仰卧位休息,而不取侧卧位,以免加重颈前屈和胸椎后突。睡眠时宜用低枕,一旦出现上胸椎及颈椎受累,应尽量选择低平的枕头,这样不但可以避免脊柱畸形,还能减轻夜间疼痛和僵硬感觉。站立时应尽量挺胸、收腹和双眼平视,坐位时应尽量挺直腰背。定期测量身高,保持身高记录,则是防止不易发现的早期脊柱弯曲的一种有效方法。

4. **强直性脊柱炎病人可以开车吗?**

强直性脊柱炎病人如果病情控制稳定,并且在身体条件允许的情况下是可以开车的。行车时应调整座椅的头垫高度,使之垫在项部,并移开容易与头部相撞的物体;对于有颈部强直或僵硬的病人,为避免车拐弯时遇到麻烦,应在挡风玻璃或仪表板上加一面反光镜;若倒车时会出现困难,则应该安装宽视野的后视镜。驾车时间过长,可能会脊柱疼痛和僵硬程度加重,长途旅行时应避免持续开车时间过长,且建议间断停车来舒展自己的身体。若病人处于急性活动期,病情控制不稳定,或者出现自身肢体活动情况无法完成驾驶动作等情况,则请勿开车。

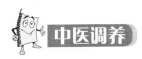

中医调养

1. **强直性脊柱炎病人如何进行饮食调护?**

中医认为,强直性脊柱炎的主要发病部位在于督脉和腰背,腰为肾之府,其病性有虚有实,或虚实夹杂之证:实证多为寒湿或湿热痹阻、痰瘀阻络;虚证多为阳虚督寒、肝肾两虚。因此,主要针对这 5 种证型进行饮食调养。

(1) 寒湿痹阻证:证型以外寒为主,即发病前多有明显外感寒湿的诱因,如受风冒雨、居处寒湿、触物冰冷等。常见有腰骶疼痛、沉重僵硬,脊中僵胀不舒,遇寒痛甚,得热痛缓,局部皮肤关节或有寒冷感,四肢欠温等。常用食疗方如下。

1) 防风粥

原料:防风 10～15 g,葱白 2 根,粳米 50～100 g。

做法:将防风、葱白煎汁去渣,再用粳米按常法煮粥,待粥煮沸后加入药汁,同煮为粥服用。

功能:祛风解表,散寒止痛。

(2) 痰瘀阻络证:常见关节疼痛板滞、僵胀不适、肿胀变形,肌肉麻木刺痛,肌肉拘挛、筋脉牵滞,面色偏暗、舌质淡紫有瘀斑等。常用食疗方如下。

1) 红糖桑枝饮

原料:红糖 30 g,桑枝 60 g。

做法:将桑枝洗净,加水煮沸后,再加入红糖煮 15～20 分钟,去渣取汁服用。

功能:活血散寒止痛。

2) 木瓜茯苓汤

原料:木瓜 25 g,茯苓 25 g。

做法:将木瓜洗净切成小块、茯苓洗净切成小片,同置于锅中,加清水 250 ml,大火煮开 3 分钟,文火煮 20 分钟,去渣取汁,分次饮用。

功能:健脾化湿消肿。

(3) 湿热痹阻证,常见腰骶脊背胀痛,发热,四肢关节红肿热痛,目赤,口干,肢体困重,小便黄,大便干,舌苔黄等。常用食疗方如下。

- 决明蚕砂茶

原料：炒决明子 20 g、炒蚕砂 15 g。

做法：将上述二味药依照比例加大剂量，研成粗末，每天取 40 g 置保温瓶中，冲入适量沸水，盖闷 20 分钟左右，代茶饮用，每日 1 剂。

功能：清热祛风除湿。

（4）阳虚督寒证：证型以内寒为主，多为病程日久、年高体衰，或伴多种内脏损害者。临床往往以腰骶僵硬冷痛、腰背颈均转侧不利、畏寒怕冷、夜尿清长、大便稀溏等。常用食疗方如下。

1）桂浆粥

原料：肉桂 2～3 g，粳米 50～100 g，红糖适量。

做法：将肉桂煎汁去渣，再用粳米煮粥，待粥煮沸后，调入肉桂汁及红糖，同煮为粥。

功能：益气温阳，补肾祛寒。

2）鳖鱼生姜汤

原料：鳖鱼 1 只（300 g 以上），生姜 100 g。

做法：将鳖鱼放沸水锅中烫死，剁去头爪，揭去鳖甲，掏去内脏及黄色脂肪，洗净，切成小方块，放入铝锅内；再放入洗净切碎的生姜，加水适量，武火烧开，改用文火炖熬至鳖肉熟透，去姜渣，放盐少许，如常食用。

功能：补肾填精、祛除寒湿。

（5）肝肾两虚证：常见关节屈伸不利，腰膝酸软，或畏寒肢冷，阳痿、遗精，或心烦口干等。常用食疗方如下。

- 当归猪胫骨汤

原料：当归 15～20 g，猪胫骨 500 g。

做法：上述 2 味药料共煎汤，大火煮开后小火煮 1 小时，加少许食盐调味即可服用。

功能：补肝肾，强筋骨。

2. 强直性脊柱炎合并眼疾的病人如何进行饮食调护？

强直性脊柱炎最常见的关节外表现是急性前葡萄膜炎，临床可见眼痛、畏光、流泪、视物模糊等，约三分之一的病人至少有一次发作史，且葡萄膜炎的发病可早于强直性脊柱炎数年，如不及时治疗有失明的危险。病人一旦明确合并有眼部病变，除了进行积极眼科治疗外，尚可选用以下食疗方法以护眼明目。

（1）绿豆藕羹

原料：莲藕1节，绿豆30 g。

做法：将藕洗净，切成小块，与绿豆同煮至熟烂后食用，每天1剂。

功能：清热凉血止痛，适用于眼热赤痛者。

（2）香菇烧冬瓜

原料：冬瓜300 g，香菇20 g，调料适量。

做法：冬瓜去皮瓤，洗净，切片，香菇浸泡透，洗净，二味经油炒烧熟后食用。每天1剂。

功能：清湿热、益胃气，适用于脾胃湿热重的葡萄膜炎病人。

3. 强直性脊柱炎病人如何选择合适的中成药？

强直性脊柱炎在病情活动期最好配合辨证汤药调理，建议选择有经验的中医师进行辨证处方。在病情控制稳定的情况下，可以根据常见证型选用中成药服用一段时间。若症状不缓解甚至加重，仍须到专业的中医师处辨证处方用药。中成药的选用可参考前面饮食调养的证型选择。

（1）寒湿痹阻证可选用

1）风湿骨痛胶囊

功效：温经散寒，通络止痛。用于腰脊疼痛、四肢关节冷痛者。口服，每次2～4粒，每天2次。孕妇忌服。

2）风湿关节炎片

功效：祛风胜湿，温经通络，活血止痛。用于肌肉、筋骨、关节疼痛，屈伸不利，肌肤麻木，关节重者，腰腿疼痛者。口服，每次3～4片，每天2次。儿童酌减。孕妇忌服。

（2）痰瘀阻络证可选用

1）大活络丹

功效：舒筋活络，祛风止痛，除湿豁痰。用于周身关节疼痛为主，或伴关节肿胀、重着、麻木、屈伸不利者。口服，每次1丸，每天2次。孕妇忌服。

2）人参再造丸

功效：温阳补气，滋阴养血，舒筋活络，用于关节疼痛、腰膝酸楚、四肢麻木等。口服，每次1丸，每天2次。

（3）湿热痹阻证可选用

1）四妙丸

功效：清热除湿，通经除痹。用于肢体关节疼痛，痛处灼热，筋脉拘挛，兼有发热、心烦、小便黄等。口服，成人每次6g，每天3次，小儿用量酌减。

2）痛风定胶囊

功效：清热祛风除湿，活血通络定痛。用于湿热所致的关节红肿热痛，伴有发热，口渴，小便黄；痛风病见上述症候者。口服，一次4粒，每天3次。

（4）阳虚督寒证可选用

1）金匮肾气丸

功效：温补肾阳。用于肾阳亏虚，腰膝酸软，小便不利，畏寒肢冷者。口服，一次8丸，每天3次。

2）尪痹片

功效：补肝肾，强筋骨，祛风湿，通经络。用于肌肉、关节疼痛，屈伸不利，腰膝酸软，畏寒乏力者。口服，一次4片，每天3次。

（5）肝肾两虚证可选用

- 独活寄生丸

功效：祛风散寒，除痹止痛，补益肝肾，益气养血。用于腰膝冷痛，筋骨拘挛，关节不利或麻木不仁，畏寒喜暖者。口服，成人每次1丸，7岁以上儿童剂量减半，每天2次。孕妇慎用。

4. 强直性脊柱炎病人出院后如何在家中进行保健按摩？

病人取俯卧位，推拿者立于其一侧。首先，用掌根按揉背部，沿脊柱及两侧从上到下至腰臀部，使其适应治疗，避免紧张。随后，以双手拇指着力按压腰眼，顺时针方向揉动，并由外向脊柱方向推动腰肌。再后，用掌根沿脊柱两侧外1寸，由下而上按揉腰肌10次。用拇指着力同样方法10次，沿脊椎两侧按揉10次。最后，用手掌按摩及握空心拳叩击后背，以调和放松。

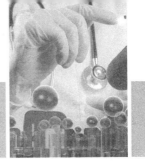

第三章
系统性红斑狼疮

系统性红斑狼疮是一种由人体免疫异常产生的针对细胞核成分的自身抗体所导致的多系统累及的自身免疫性疾病,临床表现多样,可出现皮肤、关节、浆膜、心脏、肾脏、血液、神经系统等多系统损害,多见于青年女性,女性病人是男性病人的9倍,随着目前医疗手段的提高,尤其是国内中西医结合治疗的普遍开展,使本病已从原来的不治之症转为慢性病,病人的10年生存率已达84%以上。

一般而言,在病情的活动期需要住院治疗,有重要脏器累及的要定期住院调整治疗方案,而大多数病情稳定或病情较轻的病人可以正常工作、生活、学习,如果注意个人调护,配合医嘱,注意饮食及适当锻炼则可以获得病情的长期稳定。

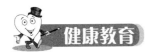

一、饮食指导

1. 系统性红斑狼疮病人饮食上需要忌口吗?

系统性红斑狼疮的发病有许多诱因,其中光敏感食物诱发狼疮性皮疹较为多见,因此有皮肤损害者要忌食会增加光敏的食物,包括新鲜的菌菇类食品、芹菜、草头(南苜蓿、紫云英)、无花果等;同时由于本病多见阴虚阳亢之证,故同属此类体质的病人当忌食温热性质食品,如肉类中的羊肉、狗肉、马肉、驴肉、鹿肉、牛肉等;植物中的辣椒、青椒、大蒜、大葱、韭菜等;水果中的桂圆、荔枝、火龙果、芒果、橘子、樱桃、桃子等;饮料中的酒类、咖啡、红茶等。香烟含尼古丁等有害成分会刺激血管壁而加重血管炎应戒除。再次,有皮疹、溃疡或伴哮喘的病人当根据自身以往经验忌食中医认为会激发病情的"发物",如鱼、蟹、虾、笋、咸菜、莴苣等。

2. 患有系统性红斑狼疮的病人有什么药物要避免使用?

系统性红斑狼疮是一种慢性病,病人常因其他病情需要而同时服用许多药物,在混合用药上要注意避免会诱发和加重狼疮的药物,以下西药常可诱发或加重系统性红斑狼疮应避免使用,如肼苯达嗪、普萘洛尔、氯丙嗪、丙基或甲硫氧嘧啶、金制剂、D-青霉胺、苯妥英钠、异烟肼、链霉素、青霉素、磺胺类等。

另外,某些中药可以引起光敏感,有皮疹的系统性红斑狼疮病人应在医生指导下短期使用或不用,如补骨脂、独活、紫草、紫浮萍、白蒺藜、白芷等。同时,因为系统性红斑狼疮发病与雌激素增高有关,一些含雌激素类物质的补品或药品应避免使用,如紫河车(胎盘)、脐带、蛤士蟆油、蜂皇浆、异黄酮、含雌激素的避孕药等。因为本病发病与体内抗体异常增高有关,一些非特异性增强人体免疫功能的补品应在医生指导下谨慎使用,如人参、西洋参、绞股蓝及其复方制剂等。

有些中药对正常的肝肾功能并无影响,但一旦出现肝、肾功能损害如狼疮性肝炎、狼疮性肾炎时,服用则会加重病情,如甘遂、杜仲、佩兰、木通、铁树叶、望江南子、萱草根、苍耳子、川楝子、苦楝根皮、黄药子等。

3. 狼疮性肾炎病人有什么特别的饮食宜忌?

因狼疮性肾炎病人除了有一般系统性红斑狼疮表现外,多有蛋白尿、水肿、肾功能损害等表现,故针对这些症状应在上述饮食忌口的基础上注意以下 5 点。

(1) 狼疮性肾炎病人因经常有尿蛋白的流失,造成血浆中白蛋白下降,可出现程度轻重不一的水肿现象,此部分病人应限制食盐摄入量,待水肿消退、血压恢复正常后,可进低盐饮食,每天给盐 2 g;待尿检查恢复正常,才可恢复正常饮食。由于酱油内含食盐,馒头、挂面内有碳酸氢钠,罐头食品用的防腐剂,腌肉用的"硝"及味精、糖精都含有钠的化合物,故忌盐者对这几类食品都应予以注意。建议常食低钠食物如猪肉、西瓜、冬瓜、西红柿、茭白、芋头、橙、梨、苹果等。水肿严重者宜食宣肺、健脾、补肾利尿、渗利水湿之品,如冬瓜(皮)、西瓜(皮)、薏米、山药、扁豆、蚕豆、莲子、白菜、葫芦等。水肿者应限制水的摄入。一般每天摄入量按前 24 小时的尿量加 500 ml 为宜。

(2) 对于已有肾功能损害,尿素氮增高者,应掌握好蛋白质的摄入量。要控制好蛋白质摄入的质和量,以减轻肾脏负担,防治肾功能的减退。在狼疮性肾炎急性期(水肿初期及含氮物潴留时)给低蛋白质饮食,按成人每天每千克体重给蛋白质 0.8 g 计算,一天约 40 g,当肾功能减退时,应根据肾功能损害程度给予优质低蛋白饮食,限制植物蛋白如玉米、面粉豆类制品等的摄入。优质蛋白质指鸡蛋、牛奶、鱼类、肉类等含动物蛋白(必需氨基酸)的食物。此时优质蛋白质的摄入量应按每天每千克体重 0.5 g 计算,一天约 30 g。病情迁延,精血亏损,血浆白蛋白低,血尿素氮不高或不甚高者,要适量补充蛋白质;特别是进行血液透析的病人,在透析治疗过程更要给高蛋白营养食物。

(3) 注意饮食营养,保证足够热量。尤其肾功能减退者,所进饮食要充分满足病人每天的热量需要,可多吃含碳水化合物多而蛋白质少的一些食物,如藕粉、粉丝、粉皮、土豆、红薯、麦淀粉及糖等,因此类病人已根据病情需要控制蛋白质的摄入量,如果热量再不足,不仅机体缺乏营养,而且造成负氮平衡,会进一步加重肾功能的损害。

(4) 对尿少、无尿及血钾高者,应减少钾的摄入,限制含钾丰富的食物,如橘子、香蕉、菠菜、油菜、土豆、菜花等;宜食含钾低的食物,如鸡蛋、皮蛋、南瓜、西瓜、苹果等。

(5) 对于狼疮性肾炎合并高脂血症的病人,应注意少吃脂肪和胆固醇含量较高的食物,如肥猪肉、猪油、动物内脏、鸡油、肥鸭、肥鹅、肥牛肉、羊肉、带鱼、鳗鱼等,含糖的甜食在体内能转化脂肪,也应少食。

二、运动指导

系统性红斑狼疮病人可以参加体育健身吗?

系统性红斑狼疮是一种慢性病,在活动期尤其是肾炎病人应注意减少活动量,以休息为主,以避免刺激免疫异常的加重及尿蛋白的流失。在稳定期的病人,可以适当锻炼,推荐比较柔和的健身体操、太极拳、游泳、慢跑、散步等,如果有光敏性皮疹病人要注意避免室外活动,在烈日曝晒下容易诱发狼疮,即使温和的紫外线超过1个小时的曝晒也会诱发皮损,所以要尽可能地避免室外高强度的体育活动。

三、用药指导

1. 系统性红斑狼疮病情好转后,能否立即停用泼尼松? 应如何正确减量?

系统性红斑狼疮一般使用泼尼松等激素均有较好疗效,原则上已使用激素超过3天的病人即使病情明显好转也不能立即停用。在减量问题上，由于临床表现的复杂性及个体对激素反应的差异，必须在医生指导下进行，切勿自行随意减量或停服，以免产生不良后果。对有些系统性红斑狼疮病人，通常需较长时间甚至终身服用糖皮质激素，因而减量的目的还在于寻找能够控制病情的最小维持剂量，以期激素不良反应到最小。若长期应用激素减量不成，减量过程中病情反复，则应在医师指导下选用或及早加用免疫抑制剂。

2. 系统性红斑狼疮应用激素后怎样才能避免激素的不良反应？

长期使用激素治疗同时要适当补充钙剂及活化维生素D，防治骨质疏松。注意监测血糖和尿糖，以防止药物引起的糖尿病，一旦发现血糖异常应在内分泌科医生指导下进行降糖治疗。注意观察大便颜色及胃肠道症状，定期检查大便潜血，以便早期发现消化道出血或溃疡。

四、护理指导

1. 红斑狼疮会传染吗？

至今世界各地没有发生过系统性红斑狼疮在广泛人群中的迅速蔓延，因此它不是传染病，不需要隔离。至于一个家庭出现有两个以上的系统性红斑狼疮病人，并非由传染而致，而是与遗传因素有关。

2. 红斑狼疮会遗传给下一代吗？

红斑狼疮不是遗传性疾病，但与遗传因素有关。许多临床资料表明：家庭中某一成员患系统性红斑狼疮，则其他成员的发病率增加，有5%～12%的一级亲属(父母、兄弟、姐妹)发病。但系统性红斑狼疮的发病是多因素的，遗传因素只是发病的一个内因，还要有某些外因参与才可能发病。

对于准备生育的病人来说,积极治疗,稳定病情,在医生指导下将可能影响生育的免疫抑制剂停药半年后再生育可以提高生健康孩子的机会;对于已有孩子的病人来说,孩子可能会继承你免疫功能容易紊乱的体质,但只要没有反复出现发热、皮疹、关节肿痛、口腔溃疡等类似狼疮的病变表现,就可以先观察为主,必要时可以检查免疫学指标,有些不适但不能肯定有风湿免疫病时,可以先中医干预调理,以避免免疫紊乱的发生、发展。

3. 如何防止系统性红斑狼疮病人肾病的发生和发展?

肾病是造成系统性红斑狼疮病人死亡的常见原因。因此,应采取积极措施防止肾病的发生。如已有肾病发生,则应正确、合理治疗,切勿失去治疗机会,导致肾衰竭。具体措施如下:

(1)经常检查尿及肾功能,及时发现肾损害。必须指出:常规尿检查常常不能反映真实情况,而应检查 24 小时尿蛋白。通常认为狼疮肾炎损害的严重程度与尿蛋白成正比,但已有严重肾功能损害的病人可因肾滤过率下降,少尿或无尿,尿蛋白并不增加甚至尿蛋白阴性。尿中出现细胞管型常提示肾损害加重。

(2)系统性红斑狼疮病人应经常测血压,查肝功能、电解质等。

(3)必要时做肾穿刺检查,以了解肾炎的病理分型及肾损害程度。

(4)及早使用免疫抑制剂,防止肾病发展。

4. 系统性红斑狼疮病人经常伴有月经不调甚至闭经,如何调整?

系统性红斑狼疮常发生于行经期的妇女。它是自身免疫紊乱性疾病,内脏器官受累及内分泌系统紊乱均可导致月经紊乱;另外,长期应用激素和免疫抑制剂也是造成月经紊乱甚至闭经的重要原因,如长期应用环磷酰胺可抑制卵巢功能。服用雷公藤超过半年者也常常有月经紊乱和闭经。出现月经紊乱时除了妇科定期检查以外,可以配合中药和针灸治疗调整月经周期,如果明确是西药引起时可以在医生指导下逐步撤减西药。

5. 怎样知道红斑狼疮又复发了?

活动期系统性红斑狼疮在经过激素等治疗后,病情通常趋于缓解,转入稳定期或缓解期。因为至今无根治的方法,所以在某些诱因,如感染、妊娠、手术、劳累、停药等因素影响下,疾病会从稳定期转为活动期。从临床方面看,处于缓解期的病人,如果出现下列症状和实验检查的异常,则要考虑疾病复发:①原因不明的发热;②新鲜的皮疹再现或伴有指(趾)端或其他部位的血管炎样皮疹;③关节肿痛再次发生;④脱发明显;⑤口、鼻新鲜溃疡;⑥出现胸水或心包积液;⑦蛋白尿增多;⑧白细胞或血小板减少或贫血明显;⑨出现神经系统症状,如头痛、呕吐、抽搐;⑩抗双链 DNA 抗体滴度增高;⑪血沉增快,为 50 mm/h 以上;⑫补体下降,尤其 C_3 下降。

结合病史及详细体格检查,一般不难作出疾病复发的判断。补体 C_3 和抗双链 DNA 抗体常常是系统性红斑狼疮活动的实验室指标。

6. 红斑狼疮病人能不能晒太阳?

约 1/3 的红斑狼疮病人在日晒后,面颊部或其他暴露部位出现鲜红皮疹或原有的皮疹加重,称之为光过敏。光过敏可以在病程的任何时候发生。因此,红斑狼疮病人应避免在强烈阳光下长期照射,更不能在紫外线直接照射下工作。在日常生活中,红斑狼疮病人不宜在海滩浴场游泳或日光浴,病人在夏日户外作业应戴草帽,穿长袖衣服和使用防晒霜。不论有无皮疹,红斑狼疮病人不宜在盛夏的阳光下直晒超过 15 分钟。

7. 激素是引起红斑狼疮病人无菌性骨坏死的直接原因吗?

长期、大剂量服用激素的病人容易出现无菌性骨坏死。因此,一些红斑狼疮病人不愿服用激素,使疾病得不到控制。激素的确是造成无菌性骨坏死的重要原因,但激素不是引起无菌性骨坏死的唯一原因。有些出现无菌性骨坏死病人,并非患有红斑狼疮。有的病人服用激素仅一周就出现无菌性骨坏死,这说明无菌性骨坏死发生还与个体的敏感性有关。另外,酒精、止痛片也可造成无菌性骨坏死。

8. 红斑狼疮病人病情活动时如何护理?

系统性红斑狼疮病人如果出现较严重的高热、神志不清、重要内脏受累时必须赴医院就诊,如果出现以下活动表现时除积极就医外,陪护的家人应积极予以正确的护理。

(1) 发热:定时测量体温,保证休息,如无水肿现象时,可鼓励病人多饮水以补充水分,必要时冰袋降温或赴医院治疗。

(2) 皮肤红斑:保持皮肤清洁、干燥,避免阳光或紫外线直接照射,每天检查皮肤,观察是否有新皮损出现,皮损严重时可在医生指导下运用外用制剂局部涂搽。面部红斑者,忌用碱性肥皂及化妆品或油膏,防止皮肤过敏以增加皮肤损害。

(3) 狼疮样脱发:每周用温水洗头1~2次,边洗边按摩头皮。同时可用下列外洗方促进头发生长:人参叶、玉竹各15 g,煎汤水洗,1周2次,每次15分钟。

(4) 口腔溃疡:可选用西瓜霜喷剂、珠黄散等外搽,保持口腔清洁;如有感染者,可用1∶5 000呋喃西林液漱口,局部涂以锡类散或冰硼散等;如有真菌感染者,可用制霉菌素甘油外涂。

(5) 如有心肺损害者,随时注意生命体征及末梢循环的变化,若有呼吸急促、血压下降、心律不齐、肢体水肿、冰冷等情况,应迅速告知医师,以便及时进行医疗处理。

(6) 如有血液系统影响者,应注意定期复查血常规,如出现头晕乏力加重、皮肤紫斑、黏膜出血、月经不止等现象时应及时就医，以免血细胞下降过度导致感染、中枢出血等危急情况发生。

（7）如有中枢狼疮病史者，应注意观察病人有无行为改变、意识混乱、幻觉、妄想或情绪不稳定、抽搐等现象，若出现上述现象，应及时送医院治疗，陪护者宜适当保护病人，以防跌倒、跌落床下或咬伤舌头等意外发生。

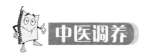

1. 系统性红斑狼疮病人如何进行饮食调护？

系统性红斑狼疮病人中医辨证多为肝肾阴虚、热毒内扰证，也有部分为肺脾肾气阴两虚之证。且病人因为长期应用激素及免疫抑制剂造成抵抗力下降，可出现反复感冒的肺脾气虚证，故主要针对这4种证型进行饮食调养。

（1）肝肾阴虚证：常见腰酸耳鸣、口干眩晕、夜尿频多、失眠多梦等。

1）枸杞芝麻粥

原料：枸杞子30 g，黑芝麻15 g，红枣10枚，粳米60 g。

做法：上述四味用水常法煮粥。早、晚餐服食，可以常服。

功能：滋养肝肾，补益虚损。

2）鳖鱼滋肾汤

原料：鳖鱼1只（300 g以上），枸杞子30 g，熟地黄15 g。

做法：将鳖鱼放沸水锅中烫死，剁去头爪，揭去鳖甲，掏去内脏及黄色脂肪，洗净，切成小方块，放入铝锅内；再放入洗净的枸杞子、熟地黄，加水适量，武火烧开，改用文火炖熬至鳖肉熟透即成。如常食用，可佐餐，可单食。

功能：滋阴补肾。

(2) 热毒内扰证：常见红斑灼热、口舌生疮、大便干结、发热关节肿痛灼热等。

● 薏苡仁粥

原料：生薏苡仁 60 g。

做法：薏苡仁加水适量，煮烂成粥，加入白糖适量，空腹食用。每天 1 次。

功能：生薏苡仁能清热渗湿，健脾益胃，对有湿热的，可清热利水。

(3) 气阴两虚证：常见气短乏力、口干喜饮，大便欠畅，汗多心悸等。

1) 桑葚山药粥

原料：桑葚 30 g，山药 30 g，生薏苡仁 30 g，大枣 10 枚，粟米 60 g。

做法：以上五味，常法煮粥。分 2～3 次服食。

功能：益气养血，健脾渗湿，和胃生津。

2) 黄芪炖乳鸽

原料：黄芪 30 g，枸杞子 30 g，乳鸽 1 只。

做法：先将乳鸽去毛及内脏，和黄芪、枸杞炖熟，饮汤吃肉。

功能：补中益气养阴。

(4) 肺脾气虚证：常见时常感冒、动则汗出、脘胀便溏等。

1) 母鸡黄芪汤

原料：黄芪 120 g，母鸡 1 只。

做法：母鸡宰后去内脏洗净，和黄芪炖烂，撇去浮油，喝汤吃肉，每月 3～4 次。

功能：补气利尿消肿。

2) 猪脾粥

原料：猪脾 1 具，党参 15 g，橘红 6 g，粳米 100 g，生姜、葱白、食盐适量。

做法:将党参、粳米洗净,加水适量,煮沸后入生姜(刮去皮洗净,切片),继续煮至米熟汤稠,放入猪脾(洗净,切薄片)、葱白、橘红(均先洗净),至粥成,去橘红,加食盐调味,空腹食之。

功能:补气健脾,温中行气。

2. 狼疮性肾炎病人如何进行饮食调养?

狼疮性肾炎因病变累及到肾脏,中医辨证多为湿邪困脾证、肝肾阴虚或脾肾气虚证,也有部分病人因合并感染可出现下焦湿热或风热犯肺之证。故主要针对这3种证型进行饮食调养。

(1) 风热犯肺证:常见咽痛发热,面目水肿,小便短少不畅等。

1) 茅根车前薏米粥

原料:新鲜白茅根150 g,新鲜车前草叶150 g,生薏米100 g。

做法:将茅根、车前草叶加水适量煮半小时左右,取汁去渣,放入薏米煮熟。

功能:清热利湿。

2) 茅芦竹叶饮

原料:鲜茅根60 g,鲜芦根60 g,竹叶30 g。

做法:将三药混匀,取适量药,以开水沏泡,或水煎取汁,代茶频饮。

功能:清热解表,利尿消肿。

(2) 湿邪困脾证:常见全身水肿,按之如泥,大便稀溏,脘腹胀闷等。

1) 烧三瓜片

原料:瓠瓜250 g,南瓜250 g,冬瓜250 g,苍术25 g,生姜15 g,茯苓30 g,泽泻30 g。

做法:先用水煎苍术、生姜、茯苓、泽泻,去渣取汁,备用;将瓜洗净切片,常法煸煎后,用药汁烧制烹调,加调料适量即成。

功能:健脾化湿,利水消肿。

2) 豌豆棒碴粥

原料：豌豆30 g,玉米碴30 g,茯苓、白术、川朴各15 g。

做法：先用水煎煮茯苓、白术、川朴,去渣取汁,再用药汁煮豌豆、玉米碴成粥。

功能：健脾利湿。

（3）下焦湿热证：常见下肢水肿为主,伴有小便黄赤短少,或大便臭秽不成形,或带下黄赤量多等。

1）白菜苡米粥

原料：大白菜500 g,生薏苡仁60 g。

做法：将大白菜洗净,切横丝备用；用水煮薏苡仁成粥,待粥成加入白菜丝,再煮数沸,待菜熟即成,不可久煮,无盐或低盐食用。

功能：清热利湿,健脾养胃。

2）泥鳅炖豆腐

原料：泥鳅（去内脏）100 g,鲜豆腐100 g。

做法：去内脏的泥鳅洗净,与鲜豆腐及适量水共煮熟,食泥鳅、豆腐、喝汤。

功能：健脾益气,利湿热。

3. **系统性红斑狼疮病人如何选择合适的中成药长期调理?**

系统性红斑狼疮的病情复杂多变,个体化表现突出,因此在病情活动期最好配合辨证汤药调理,选择有经验的中医师进行辨证处方较为妥当。在病情比较稳定的情况下可以根据常见证型选用中成药服用一段时间,如果症状不缓解甚至加重,仍需到专业的中医师处进行辨证处方用药。中成药的选用可参考前面饮食调养的证型选择。

（1）肝肾阴虚证：①六味地黄丸,功能滋阴补肾,用于肾阴亏损,头晕耳鸣,腰膝酸软,骨蒸潮热,盗汗遗精,消渴。口服,1次8丸,每天3次。②二至丸,功能补益肝肾,滋阴止血。用于肝肾阴虚,眩晕耳鸣,咽干鼻燥,腰膝酸痛,月经量多。口服,1次9 g,每

(2) 热毒内扰证：①狼疮丸，功能清热解毒，凉血活血。用于热壅滞、气滞血瘀所致的急性期系统性红斑狼疮。口服，1 次 5～10 g，每天 2～3 次。②清热解毒口服液，功能清热解毒。用于热毒壅盛所致的发热面赤、烦躁口渴、咽喉肿痛；流感、上呼吸道感染。口服，一次 10～20 ml，每天 3 次。

(3) 气阴两虚证：①复方血栓通胶囊，功能活血化瘀，益气养阴。用于血瘀兼气阴两虚证的视网膜静脉阻塞及稳定性劳累性心绞痛。可用于系统性红斑狼疮兼有血管炎病人。口服，1 次 3 粒，每天 3 次。②益心舒片，功能益气复脉，活血化瘀，养阴生津。用于气阴两虚，瘀血阻脉所致的胸痹，症见胸痛胸闷，心悸气短，脉结代；可用于系统性红斑狼疮兼有心包积液或心脏、血管损害者。口服，1 次 2 片，每天 3 次。

(4) 肺脾气虚证：①人参健脾丸，功能健脾益气，和胃止泻，用于脾胃虚弱所致的饮食不化、脘闷嘈杂、恶心呕吐、腹痛便溏、不思饮食、体弱倦怠。可用于系统性红斑狼疮合并胃肠血管炎病人。口服，1 次 8 g，每天 2 次。②补肺活血胶囊，功能益气活血，补肺固肾。用于肺心病缓解期属气虚血瘀证，症见咳嗽气，或咳喘胸闷，心悸气短，肢冷乏力，腰膝酸软，口唇发绀，舌淡苔白或舌紫暗。可用于系统性红斑狼疮合并间质性肺病病人。

图书在版编目(CIP)数据

内科出院病人中医调养/王余民,封燕婷主编.—上海:复旦大学出版社,2018.1
(出院病人健康教育与中医调养丛书/孙文善总主编)
ISBN 978-7-309-13277-9

Ⅰ.内… Ⅱ.①王…②封… Ⅲ.内科-疾病-中医学-康复医学 Ⅳ.R25

中国版本图书馆 CIP 数据核字(2017)第 239050 号

内科出院病人中医调养
王余民　封燕婷　主编
责任编辑/傅淑娟

复旦大学出版社有限公司出版发行
上海市国权路 579 号　邮编:200433
网址:fupnet@fudanpress.com　http://www.fudanpress.com
门市零售:86-21-65642857　团体订购:86-21-65118853
外埠邮购:86-21-65109143　出版部电话:86-21-65642845
上海华教印务有限公司

开本 890×1240　1/32　印张 8.25　字数 197 千
2018 年 1 月第 1 版第 1 次印刷

ISBN 978-7-309-13277-9/R·1640
定价:25.00 元

如有印装质量问题,请向复旦大学出版社有限公司出版部调换。
版权所有　侵权必究